育婴员

三级

U0351961

编审委员会

主　任　　张　岚　黄卫来

委　员　　顾卫东　葛恒双　孙兴旺　葛　玮　李　晔

　　　　　刘汉成

执行委员　　李　晔　瞿伟洁　夏　莹

中国劳动社会保障出版社

图书在版编目（CIP）数据

育婴员：三级/人力资源和社会保障部教材办公室等组织编写. -- 北京：中国劳动社会
保障出版社，2018

1+X 职业技能鉴定考核指导手册

ISBN 978-7-5167-3399-8

Ⅰ.①育… Ⅱ.①人… Ⅲ.①婴幼儿-哺育-职业技能-鉴定-自学参考资料 Ⅳ.①R174

中国版本图书馆 CIP 数据核字（2018）第 083046 号

中国劳动社会保障出版社出版发行

（北京市惠新东街 1 号 邮政编码：100029）

*

北京市科星印刷有限责任公司印刷装订 新华书店经销

787 毫米×960 毫米 16 开本 12.75 印张 208 千字

2018 年 5 月第 1 版 2024 年 12 月第 7 次印刷

定价：29.00 元

营销中心电话：400-606-6496

出版社网址：http://www.class.com.cn

前　　言

　　职业资格证书制度的推行，对广大劳动者系统地学习相关职业的知识和技能，提高就业能力、工作能力和职业转换能力有着重要的作用和意义，也为企业合理用工和劳动者自主择业提供了依据。

　　随着我国科技进步、产业结构调整和市场经济的不断发展，特别是加入世界贸易组织以后，各种新兴职业不断涌现，传统职业的知识和技术也愈来愈多地融进当代新知识、新技术、新工艺的内容。为适应新形势的发展，优化劳动力素质，上海市人力资源和社会保障局在提升职业标准、完善技能鉴定方面做了积极的探索和尝试，推出了1＋X培训鉴定模式。1＋X中的1代表国家职业标准，X是为适应经济发展的需要，对职业标准进行的提升，包括了对职业的部分知识和技能要求进行的扩充和更新。1＋X的培训鉴定模式得到了国家人力资源和社会保障部的肯定。

　　为配合开展的1＋X培训与鉴定考核的需要，使广大职业培训鉴定领域的专家和参加职业培训鉴定的考生对考核内容和具体考核要求有一个全面的了解，人力资源和社会保障部教材办公室、中国就业培训技术指导中心上海分中心、上海市职业技能鉴定中心联合组织有关方面的专家、技术人员共同编写了1＋X职业技能鉴定考核指导手册。该手册由"理论知识复习题""操作技能复习题"和"理论知识考试模拟试卷及操作技能考核模拟试卷"三大块内容组成，书中介绍了题库的命题依据、试卷结构和题型题量，同时从上海市1+X鉴定题库中抽取部分理论知识题、操作技能题和模拟样卷供考生参考和练习，便于考生能够有针对性地进行考前复习准备。今后我们会随着国家职业标准和鉴定题库的提升，逐步对手册内容进行补充和完善。

本系列手册在编写过程中，得到了有关专家和技术人员的大力支持，在此一并表示感谢。

由于时间仓促，缺乏经验，如有不足之处，恳请各使用单位和个人提出宝贵意见和建议。

1+X职业技能鉴定考核指导手册

编审委员会

目　录

CONTENTS 1+X 职业技能鉴定考核指导手册

育婴员职业简介

一、职业名称

育婴员。

二、职业定义

从事对 0～3 岁婴幼儿照料、护理和教育的服务，辅助家庭完成科学育儿工作的人员。

三、主要工作内容

从事的工作主要包括：（1）婴幼儿的饮食与营养；（2）照料婴幼儿睡眠、二便、三浴及包裹、穿脱衣服；（3）居室、个人、四具的卫生工作；（4）婴幼儿日常生活的保健与护理；（5）婴幼儿动作与运动能力的培养；（6）婴幼儿语言、感知与认知能力的培养；（7）分层、分类指导及业务培训。

第 1 部分

育婴员（三级）鉴定方案

一、鉴定方式

育婴员（三级）的鉴定方式分为理论知识考试和操作技能考核。理论知识考试采用闭卷机考方式，操作技能考核采用现场实际操作方式。理论知识考试和操作技能考核均实行百分制，成绩皆达 60 分及以上者为合格。理论知识或操作技能不合格者可按规定分别补考。

二、理论知识考试方案（考试时间 90 min）

题库参数 题型	考试方式	鉴定题量	分值（分/题）	配分（分）
判断题		40	0.5	20
单项选择题	闭卷 机考	120	0.5	60
多项选择题		20	1	20
小计	—	180	—	100

三、操作技能考核方案

考核项目表

职业（工种）名称			育婴员	等级		三级	
职业代码							
序号	项目名称	单元编号	单元内容	考核方式	选考方法	考核时间（min）	配分（分）
1	生活照料	1	饮食与营养	操作	必考	5	25
		2	二便	操作	必考	5	25
2	日常生活保健与护理	1	常见疾病护理	操作	抽一	5	25
		2	意外伤害处理	操作		5	25
3	教育和家长指导	1	动作与运动	操作	抽一	5	25
		2	语言、感知与认知	操作		5	25
		3	情感与社会性	操作		5	25
		4	家长指导	操作		5	25
合计						20	100
备注							

第2部分

鉴定要素细目表

职业（工种）名称				育婴员	等级	三级
职业代码						
序号	鉴定点代码				鉴定点内容	备注
	章	节	目	点		
	1				生活照料	
	1	1			饮食与营养	
	1	1	1		营养和婴幼儿生长发育的关系	
1	1	1	1	1	发育速度和营养需求	
2	1	1	1	2	营养供给不足及其后果	
	1	1	2		婴幼儿能量的需求	
3	1	1	2	1	能量的组成	
4	1	1	2	2	能量消耗的作用与比例	
5	1	1	2	3	基础代谢	
6	1	1	2	4	体力活动	
7	1	1	2	5	生长发育	
8	1	1	2	6	特殊动力作用和排泄所需	
9	1	1	2	7	蛋白质和脂肪的能量提供量	
10	1	1	2	8	膳食中能量提供的比例	
11	1	1	2	9	不同年龄段的能量参考摄入量	
	1	1	3		能量	

续表

职业（工种）名称				育婴员	等级	三级
职业代码						
序号	鉴定点代码				鉴定点内容	备注
	章	节	目	点		
12	1	1	3	1	能量的组成和来源	
13	1	1	3	2	蛋白质的作用	
14	1	1	3	3	蛋白质缺乏的后果	
15	1	1	3	4	动物蛋白质的来源	
16	1	1	3	5	植物蛋白质的来源	
17	1	1	3	6	婴幼儿蛋白质的参考摄入量	
18	1	1	3	7	脂肪的作用	
19	1	1	3	8	脂肪缺乏的后果	
20	1	1	3	9	动物脂肪的来源	
21	1	1	3	10	植物脂肪的来源	
22	1	1	3	11	婴幼儿脂肪的供能比	
23	1	1	3	12	碳水化合物的作用	
24	1	1	3	13	碳水化合物缺乏或过量的后果	
25	1	1	3	14	碳水化合物的来源	
26	1	1	3	15	婴幼儿碳水化合物的供能比	
27	1	1	3	16	（微量营养素）脂溶性维生素组成	
28	1	1	3	17	（微量营养素）水溶性维生素组成	
29	1	1	3	18	维生素 A 的生理作用	
30	1	1	3	19	维生素 A 的食物来源	
31	1	1	3	20	维生素 D 缺乏的后果	
32	1	1	3	21	外源性维生素 D 的来源	
33	1	1	3	22	内源性维生素 D 的来源	
34	1	1	3	23	维生素 C 的生理作用和食物来源	
35	1	1	3	24	钙的生理作用	
36	1	1	3	25	钙的食物来源	
37	1	1	3	26	婴幼儿钙的参考摄入量	

职业（工种）名称					育婴员	等级	三级
职业代码							
序号	鉴定点代码				鉴定点内容		备注
	章	节	目	点			
38	1	1	3	27	锌的生理作用		
39	1	1	3	28	锌的食物来源		
40	1	1	3	29	婴幼儿锌的参考摄入量		
41	1	1	3	30	铁的生理作用		
42	1	1	3	31	铁的食物来源		
43	1	1	3	32	婴幼儿铁的参考摄入量		
44	1	1	3	33	碘的生理作用		
45	1	1	3	34	碘的食物来源		
46	1	1	3	35	婴幼儿碘的参考摄入量		
47	1	1	3	36	水的生理作用		
48	1	1	3	37	水过量和缺乏的后果		
49	1	1	3	38	纤维素的作用		
	1	1	4		婴幼儿消化代谢特点		
50	1	1	4	1	消化道的解剖生理特点		
51	1	1	4	2	新生儿容易呕吐的生理原因		
52	1	1	4	3	新生儿发生肠套叠的生理原因		
53	1	1	4	4	消化道的动力功能		
54	1	1	4	5	吸吮能力的发展顺序		
55	1	1	4	6	肠道吸收功能		
	1	1	5		营养状况评价基础		
56	1	1	5	1	营养状况评价重要性与内容		
57	1	1	5	2	能量密度		
58	1	1	5	3	营养与神经系统的功能		
59	1	1	5	4	平衡膳食		
60	1	1	5	5	不同年龄婴幼儿一天的进食量		
	1	1	6		婴幼儿喂养		

职业（工种）名称				育婴员	等级	三级
职业代码						

序号	鉴定点代码				鉴定点内容	备注
	章	节	目	点		
61	1	1	6	1	喂养中的问题及其处理	
62	1	1	6	2	补充食物的添加原则	
	1	2			睡眠、大小便	
	1	2	1		提高婴幼儿睡眠质量	
63	1	2	1	1	睡眠的生理规律	
64	1	2	1	2	睡眠的阶段	
65	1	2	1	3	睡眠的功能	
66	1	2	1	4	稳定的睡眠程序	
67	1	2	1	5	保证睡眠时间	
68	1	2	1	6	保证熟睡的环境	
69	1	2	1	7	正确的睡姿	
70	1	2	1	8	照料婴幼儿入睡	
71	1	2	1	9	健康婴幼儿睡眠时的表现	
72	1	2	1	10	婴幼儿睡眠时不安的表现	
	1	2	2		婴幼儿大小便的控制	
73	1	2	2	1	控制婴幼儿大小便与生长发育关系	
74	1	2	2	2	控制婴幼儿大小便与感官发育关系	
75	1	2	2	3	训练大小便的主要过程及方法	
76	1	2	2	4	辨别大小便异常的方法	
77	1	2	2	5	婴幼儿排尿异常的类型	
78	1	2	2	6	尿量和排尿异常	
79	1	2	2	7	排尿异常和疾病	
80	1	2	2	8	尿液异常的类型	
81	1	2	2	9	尿液异常和疾病	
82	1	2	2	10	蛋白尿	
83	1	2	2	11	观察婴幼儿大便异常的要点	

续表

序号	鉴定点代码				鉴定点内容	备注
	章	节	目	点		
84	1	2	2	12	常见大便异常的情况	
85	1	2	2	13	消化道问题和大便异常	
86	1	2	2	14	新生儿大便的正常情况	
87	1	2	2	15	新生儿大便的异常情况	
88	1	2	2	16	婴幼儿便秘	
89	1	2	2	17	婴幼儿便秘的原因	
90	1	2	2	18	婴幼儿腹泻的原因	
91	1	2	2	19	婴幼儿腹泻的护理要点	
	1	3			传染病的消毒	
	1	3	1		传染病消毒的原则和环节	
92	1	3	1	1	传染病消毒的基本原则	
93	1	3	1	2	传染病消毒的类型	
94	1	3	1	3	传染病消毒的三个环节	
95	1	3	1	4	切断传染途径的含义	
	1	3	2		消毒类型	
96	1	3	2	1	物理消毒的种类	
97	1	3	2	2	煮沸法	
98	1	3	2	3	常用消毒药剂	
99	1	3	2	4	消毒剂的使用要点	
	1	3	3		消毒方法	
100	1	3	3	1	各种传染病的消毒方法——喷雾	
101	1	3	3	2	各种传染病的消毒方法——浸泡	
102	1	3	3	3	各种传染病的消毒方法——擦拭	
103	1	3	3	4	预防性消毒的一般方法	
104	1	3	3	5	环境清洁的作用	
105	1	3	3	6	日常保持室内空气清洁的方法	

表头：

职业（工种）名称	育婴员	等级	三级
职业代码			

职业（工种）名称				育婴员	等级	三级
职业代码						
序号	鉴定点代码				鉴定点内容	备注
	章	节	目	点		
106	1	3	3	7	婴幼儿身体清洁的作用	
107	1	3	3	8	婴幼儿身体清洁的范围和内容	
	2				日常生活保健与护理	
	2	1			常见疾病护理	
	2	1	1		婴幼儿日常护理	
108	2	1	1	1	婴幼儿日常护理的基本原则	
109	2	1	1	2	晨间检查的要点	
110	2	1	1	3	日间观察的要点	
111	2	1	1	4	婴幼儿发热时物理降温的常用方法	
112	2	1	1	5	婴幼儿计划免疫的作用	
113	2	1	1	6	预防接种前后的护理要点	
	2	1	2		婴幼儿营养性疾病	
114	2	1	2	1	常见婴幼儿营养性疾病	
115	2	1	2	2	营养性疾病的预防	
116	2	1	2	3	佝偻病的症状	
117	2	1	2	4	佝偻病的预防措施	
118	2	1	2	5	晒太阳预防佝偻病的注意要点	
119	2	1	2	6	缺铁性贫血的高发年龄和表现	
120	2	1	2	7	缺铁性贫血的发生原因	
121	2	1	2	8	营养不良的表现	
122	2	1	2	9	营养不良的预防措施	
123	2	1	2	10	单纯性肥胖症的病因、表现	
124	2	1	2	11	单纯性肥胖症的危害	
125	2	1	2	12	单纯性肥胖症的测量与预防、控制	
126	2	1	2	13	单纯性肥胖症的饮食控制	
127	2	1	2	14	单纯性肥胖症的运动控制	

续表

序号	鉴定点代码				鉴定点内容	备注
	章	节	目	点		
128	2	1	2	15	营养素缺乏性病症	
	2	1	3		婴幼儿呼吸道疾病	
129	2	1	3	1	婴幼儿呼吸道的主要疾病	
130	2	1	3	2	上呼吸道感染及其并发症	
131	2	1	3	3	上呼吸道感染的护理	
132	2	1	3	4	哮喘患儿的家庭护理	
	2	1	4		婴幼儿消化道疾病	
133	2	1	4	1	婴幼儿常见消化道疾病	
134	2	1	4	2	腹泻的多发时间、多发年龄和病毒类型	
135	2	1	4	3	婴幼儿腹痛的主要原因	
136	2	1	4	4	婴幼儿肠套叠容易发生的年龄	
137	2	1	4	5	婴幼儿肠套叠发生时的禁忌操作	
138	2	1	4	6	婴幼儿呕吐的主要原因	
139	2	1	4	7	婴儿溢奶的护理	
	2	1	5		婴幼儿传染性疾病	
140	2	1	5	1	常见婴幼儿传染性疾病	
141	2	1	5	2	麻疹的病毒和临床特征	
142	2	1	5	3	水痘的发病原因与表现	
143	2	1	5	4	水痘的预防与护理	
144	2	1	5	5	腮腺炎的发病季节	
145	2	1	5	6	腮腺炎的主要并发症	
146	2	1	5	7	腮腺炎的护理	
147	2	1	5	8	百日咳的症状	
148	2	1	5	9	百日咳的预防和处理	
149	2	1	5	10	脊髓灰质炎的病因	
150	2	1	5	11	传染性肝炎的特点和预防	

（注：表头"职业（工种）名称"为"育婴员"，"职业代码"，"等级"为"三级"）

续表

职业（工种）名称				育婴员	等级	三级
职业代码						
序号	鉴定点代码				鉴定点内容	备注
	章	节	目	点		
151	2	1	5	12	细菌性痢疾的发生特点	
152	2	1	5	13	手足口病的症状和护理	
	2	1	6		婴幼儿夜惊、高热惊厥、湿疹、尿布疹等护理	
153	2	1	6	1	婴幼儿夜惊的处理	
154	2	1	6	2	高热惊厥的家庭急救	
155	2	1	6	3	婴幼儿湿疹的原因	
156	2	1	6	4	婴幼儿湿疹的表现	
157	2	1	6	5	尿布疹的预防和护理	
	2	2			常见发育行为问题	
	2	2	1		吮拇指	
158	2	2	1	1	吮拇指的原因	
159	2	2	1	2	吮拇指的后果	
	2	2	2		咬指甲	
160	2	2	2	1	咬指甲的表现	
161	2	2	2	2	咬指甲的后果	
	2	2	3		屏气发作	
162	2	2	3	1	屏气发作的表现	
163	2	2	3	2	屏气发作的矫治方法	
	2	2	4		习惯性擦腿动作	
164	2	2	4	1	习惯性擦腿动作的表现与原因	
165	2	2	4	2	习惯性擦腿动作的预防与矫治	
	2	2	5		暴怒发作	
166	2	2	5	1	暴怒发作的原因	
167	2	2	5	2	暴怒发作的处理方法	
	2	3			意外伤害的处理	
	2	3	1		意外伤害处理的原则、程序和方法	

续表

序号	鉴定点代码				鉴定点内容	备注
职业（工种）名称					育婴员	等级	三级

序号	章	节	目	点	鉴定点内容	备注
168	2	3	1	1	儿童自身特点引发意外的原因	
169	2	3	1	2	环境因素引发意外的主要情况	
170	2	3	1	3	成人照料不周引发意外的主要情况	
171	2	3	1	4	居家安全检查	
172	2	3	1	5	急救程序	
173	2	3	1	6	危害程度的分类	
174	2	3	1	7	急救处理的原则	
	2	3	2		儿童意外伤害家庭急救的基本知识和现场救助方法	
175	2	3	2	1	心跳与呼吸骤停	
176	2	3	2	2	严重出血	
177	2	3	2	3	休克	
178	2	3	2	4	擦伤	
179	2	3	2	5	扭伤和软组织受伤	
180	2	3	2	6	关节脱位	
181	2	3	2	7	骨折处理的原则	
182	2	3	2	8	骨折的初步处理	
183	2	3	2	9	误服药物的处理原则	
184	2	3	2	10	不同误服的处理方法	
185	2	3	2	11	气管异物处理方法	
186	2	3	2	12	气管异物发生原因	
187	2	3	2	13	异物进入气管后的分期与表现	
188	2	3	2	14	预防气管异物的要点	
189	2	3	2	15	触电的预防	
190	2	3	2	16	触电的急救方法	
191	2	3	2	17	溺水的主要原因	
192	2	3	2	18	溺水的后果	

续表

职业（工种）名称				育婴员	等级	三级
职业代码						

序号	鉴定点代码				鉴定点内容	备注
	章	节	目	点		
193	2	3	2	19	溺水的急救处理方法	
194	2	3	2	20	儿童交通安全的主要问题	
195	2	3	2	21	跌伤、碰伤的后果	
196	2	3	2	22	跌伤、碰伤的处理要点	
197	2	3	2	23	五官异物的种类	
198	2	3	2	24	五官异物的急救处理方法	
199	2	3	2	25	烧烫伤的预防	
200	2	3	2	26	烧烫伤的急救处理方法和要点	
201	2	3	2	27	常见动物咬伤的情况	
202	2	3	2	28	注射狂犬疫苗的要点	
	2	3	3		家庭（急救）医药箱	
203	2	3	3	1	家庭（急救）医药箱的配置	
	2	3	4		预防铅中毒	
204	2	3	4	1	婴幼儿铅中毒的后果	
205	2	3	4	2	铅的来源	
206	2	3	4	3	食物中铅的来源	
207	2	3	4	4	铅中毒的一般预防	
208	2	3	4	5	铅中毒的食物预防	
	3				教育	
	3	1			教育概述	
	3	1	1		教育的意义	
209	3	1	1	1	婴幼儿教育的生理基础	
210	3	1	1	2	婴幼儿教育的心理基础	
	3	1	2		婴幼儿教育的特点和内容	
211	3	1	2	1	婴幼儿教育的特点	
212	3	1	2	2	婴幼儿教育的内容	

续表

序号	鉴定点代码				鉴定点内容	备注
	章	节	目	点		
	3	1	3		婴幼儿教育的原则和方法	
213	3	1	3	1	婴幼儿教育的原则	
214	3	1	3	2	婴幼儿教育的方法	
	3	2			婴幼儿发展观察与评价	
	3	2	1		婴幼儿发展评价	
215	3	2	1	1	评价的概念	
216	3	2	1	2	评价的意义	
217	3	2	1	3	评价的原则	
	3	2	2		婴幼儿发展评价的主要方法	
218	3	2	2	1	发育诊断法	
219	3	2	2	2	发育筛查法	
220	3	2	2	3	观察评价法	
221	3	2	2	4	日常观察的要点	
	3	2	3		观察与记录的方法	
222	3	2	3	1	日常观察的方法	
223	3	2	3	2	日常观察记录的方法	
	3	3			动作评价和个别化培养	
	3	3	1		粗大动作发展的评价和个别化培养	
224	3	3	1	1	粗大动作发展的观察评价	
225	3	1	1	2	粗大动作发展的顺序及年龄	
226	3	3	1	3	粗大动作发展顺序及年龄表的使用	
227	3	3	1	4	粗大动作发育诊断法	
228	3	3	1	5	评价结果的分析	
229	3	3	1	6	评价后的教育建议	
230	3	3	1	7	婴幼儿粗大动作发展的个别特点	
231	3	3	1	8	编制个别化教学计划的方法	

职业（工种）名称：育婴员　等级：三级　职业代码

续表

职业（工种）名称				育婴员	等级	三级
职业代码						

序号	鉴定点代码				鉴定点内容	备注
	章	节	目	点		
232	3	3	1	9	个别化教学计划的基本内容	
233	3	3	1	10	个别化教学计划的起点	
234	3	3	1	11	个别化教学计划的活动目标	
235	3	3	1	12	个别化教学计划中游戏的编制原则	
236	3	3	1	13	个别化教学计划的实施	
237	3	3	1	14	个别化教学计划实施中的观察	
	3	3	2		精细动作发展的观察和活动	
238	3	3	2	1	精细动作的定义	
239	3	3	2	2	精细动作与大脑发育的关系	
240	3	3	2	3	精细动作发展的条件	
241	3	3	2	4	精细动作练习的意义	
242	3	3	2	5	设计精细动作练习活动的注意点	
243	3	3	2	6	精细动作练习操作中的注意点	
244	3	3	2	7	各月龄段精细动作发展的特征	
245	3	3	2	8	促进各月龄段精细动作发展的方法	
	3	3	3		感觉统合的练习	
246	3	3	3	1	感觉统合的主要功能	
247	3	3	3	2	感觉统合练习的意义	
248	3	3	3	3	感觉统合练习的培养目标	
249	3	3	3	4	感觉统合练习的作用	
250	3	3	3	5	感觉统合练习的原则	
251	3	3	3	6	滑梯运动的方法和作用	
252	3	3	3	7	跳跳床运动的方法和作用	
253	3	3	3	8	S形平衡木运动的方法和作用	
254	3	3	3	9	圆筒吊缆运动的方法和作用	
	3	4			语言、感知与认知	

续表

序号	职业（工种）名称				育婴员	等级	三级
	职业代码						
序号	鉴定点代码				鉴定点内容		备注
	章	节	目	点			
	3	4	1		语言发展的观察评价		
255	3	4	1	1	语言发展的个体差异		
256	3	4	1	2	促进语言发展的方法		
257	3	4	1	3	各月龄段语言发展的特征		
258	3	4	1	4	各月龄段语言能力培养的内容与方法		
259	3	4	1	5	语言发展的观察方法		
260	3	4	1	6	实施有差异性语言教育的意义		
261	3	4	1	7	有差异性语言教育实施的步骤		
262	3	4	1	8	有差异性语言教育基础的确定		
263	3	4	1	9	个别化语言教育计划的含义		
264	3	4	1	10	个别化语言教育计划的内容		
	3	4	2		感知能力发展的观察评价与指导		
265	3	4	2	1	感知能力发展观察评价的目的		
266	3	4	2	2	感知能力发展观察评价的意义		
267	3	4	2	3	各月龄段视觉能力发展的特征		
268	3	4	2	4	各月龄段听觉能力发展的特征		
269	3	4	2	5	各月龄段感知协调能力发展的特征		
270	3	4	2	6	感知能力发展观察评价的原则		
271	3	4	2	7	感知能力发展观察评价的方法		
272	3	4	2	8	感知能力发展观察记录表的要素		
273	3	4	2	9	听辨能力发展观察记录表的要素		
274	3	4	2	10	感知能力练习过程的记录方法		
275	3	4	2	11	观察评价结果的使用		
	3	4	3		认知发展观察与评价		
276	3	4	3	1	认知发展观察与评价的意义		
277	3	4	3	2	认知发展观察与评价的目的		

续表

序号	职业（工种）名称				育婴员	等级	三级
	职业代码						
序号	鉴定点代码				鉴定点内容	备注	
	章	节	目	点			
278	3	4	3	3	认知发展观察与评价的原则		
279	3	4	3	4	注意的主要概念		
280	3	4	3	5	记忆的主要概念		
281	3	4	3	6	思维的主要概念		
282	3	4	3	7	发展注意能力的意义		
283	3	4	3	8	发展记忆能力的意义		
284	3	4	3	9	发展思维能力的意义		
285	3	4	3	10	各月龄段注意能力发展的主要特点		
286	3	4	3	11	各月龄段记忆能力发展的主要特点		
287	3	4	3	12	各月龄段思维能力发展的主要特点		
288	3	4	3	13	认知发展观察记录的要素		
289	3	4	3	14	认知发展观察评价后建议的主要内容		
	3	5			情感与社会性主要问题分析与引导		
	3	5	1		情感		
290	3	5	1	1	情感情绪发展中出现的主要问题		
291	3	5	1	2	焦虑的主要表现和成因		
292	3	5	1	3	缓解焦虑的主要方法		
293	3	5	1	4	胆小的主要表现		
294	3	5	1	5	克服胆小的主要方法		
295	3	5	1	6	受挫的成因		
296	3	5	1	7	应对受挫的主要方法		
297	3	5	1	8	爱哭的成因		
298	3	5	1	9	改变爱哭的主要方法		
299	3	5	1	10	良好情感的主要表现		
	3	5	2		社会性		
300	3	5	2	1	社会性发展中的主要问题		

续表

职业（工种）名称				育婴员	等级	三级
职业代码						

序号	鉴定点代码				鉴定点内容	备注
	章	节	目	点		
301	3	5	2	2	过度依赖的主要表现	
302	3	5	2	3	过度依赖的成因	
303	3	5	2	4	纠正过度依赖的主要方法	
304	3	5	2	5	退缩的主要表现	
305	3	5	2	6	退缩的成因	
306	3	5	2	7	改变退缩的主要方法	
307	3	5	2	8	任性的主要表现	
308	3	5	2	9	任性的成因	
309	3	5	2	10	改变任性的主要方法	
310	3	5	2	11	霸道的主要表现	
311	3	5	2	12	霸道的成因	
312	3	5	2	13	改变霸道的主要方法	
313	3	5	2	14	培养良好情绪情感和社会性的基本原则	
314	3	5	2	15	良好情绪情感和社会性培养的途径方法	
	4				家长指导与培训	
	4	1			家长指导	
	4	1	1		指导工作概述	
315	4	1	1	1	育婴员（三级）的工作任务	
316	4	1	1	2	家长指导工作的性质	
317	4	1	1	3	家长指导工作的任务	
318	4	1	1	4	家长指导工作的具体内容	
319	4	1	1	5	家庭养育的含义	
320	4	1	1	6	常见的家长育儿盲点	
321	4	1	1	7	早期发现与家长建议	
322	4	1	1	8	婴幼儿听觉和语言的发育进程	
323	4	1	1	9	指导家长开发婴幼儿智力的要点	

续表

职业（工种）名称				育婴员	等级	三级
职业代码						
序号	鉴定点代码				鉴定点内容	备注
	章	节	目	点		
324	4	1	1	10	帮助家长选择育儿读物	
	4	1	2		指导方法	
325	4	1	2	1	常用的家庭指导方法	
326	4	1	2	2	常用的集体指导形式	
327	4	1	2	3	指导形式的多样性和选择性	
328	4	1	2	4	操作示范法	
329	4	1	2	5	及时反馈建议法	
330	4	1	2	6	与家长沟通的一般技巧	
331	4	1	2	7	指导中家长的主体性	
332	4	1	2	8	规范讲解	
333	4	1	2	9	耐心答疑	
334	4	1	2	10	与不同类型家长沟通的内容和技巧	
	4	2			带教与培训	
	4	2	1		带教培训工作概述	
335	4	2	1	1	带教培训的意义	
336	4	2	1	2	带教培训的原则	
337	4	2	1	3	带教培训中学员的主体性	
338	4	2	1	4	带教培训的内容	
339	4	2	1	5	育婴员（五级、四级）的工作内容	
340	4	2	1	6	上门指导服务的准备工作和礼仪	
341	4	2	1	7	与婴儿沟通的技巧	
342	4	2	1	8	与家长沟通的技术	
343	4	2	1	9	科学的教养观念	
	4	2	2		带教培训的方法	
344	4	2	1	1	带教培训的常用方法	
345	4	2	2	2	带教培训方法的选择	

19

续表

职业（工种）名称				育婴员	等级	三级
职业代码						
序号	鉴定点代码				鉴定点内容	备注
	章	节	目	点		
346	4	2	2	3	带教培训的常用模式	
347	4	2	2	4	带教培训工作的环节	
348	4	2	2	5	带教培训的时间	
349	4	2	2	6	带教培训计划的内容	
350	4	2	2	7	带教培训教师的选择	
351	4	2	2	8	带教培训场地的选择	
352	4	2	2	9	培训班的筹备与工作流程	
353	4	2	2	10	带教培训的管理	

第3部分

理论知识复习题

◆ 生活照料 ◆

一、判断题（将判断结果填入括号中。正确的填"√"，错误的填"×"）

1. 0～3 岁婴幼儿正处于快速生长发育阶段，营养是保证婴幼儿生长发育的重要因素。
（　　）

2. 营养长期供给太多可能引起肥胖，但不是成年后发生糖尿病、高血压和冠心病的隐患。
（　　）

3. 能量是一种营养素，由膳食中的产热营养素蛋白质、碳水化合物和脂肪在体内经过氧化产生。
（　　）

4. 各种营养素的消化吸收和废物的排泄不属于基础代谢。
（　　）

5. 一个好动、睡眠少、哭吵多的婴幼儿消耗的能量要比一个睡眠多、安静的婴幼儿多。
（　　）

6. 婴幼儿在出生后的 6 个月内约 30% 的能量用于生长发育。
（　　）

7. 每克蛋白质和脂肪各提供 4 kcal（1 kcal＝4.18 kJ）能量。
（　　）

8. 婴幼儿膳食中蛋白质、脂肪和碳水化合物提供的热能比为 15%：（30%～35%）：
（50%～55%）。
（　　）

9. 3 岁以内婴幼儿每天的能量参考摄入量为 1 150 kcal/kg（　　　）。

10. 蛋白质是人体重要的组成成分，神经、肌肉、内脏、血液、骨骼甚至指甲、头发都

由蛋白质组成。 （　　）

11. 人体蛋白质缺乏与能量缺乏并不同时发生。 （　　）

12. 动物蛋白质主要来源于禽、肉、鱼、蛋。 （　　）

13. 2～3 岁幼儿每天蛋白质的参考摄入量为 80 g。 （　　）

14. 脂肪是人体重要的能量来源，且产生能量高。 （　　）

15. 脂肪摄入过多使婴幼儿的能量摄入不足，导致其体格生长落后，引发脂溶性维生素缺乏症。 （　　）

16. 植物油中的必需脂肪酸含量比动物脂肪中的高。 （　　）

17. 6 个月以内婴儿脂肪的供能比为 50％。 （　　）

18. 碳水化合物最主要的作用是保肝、解毒。 （　　）

19. 碳水化合物主要的食物来源是各类食物，以及各种单糖、双糖。 （　　）

20. 一般认为，安排儿童膳食时，碳水化合物供能占全日热能需求量的 55％ 左右是合理的。 （　　）

21. 维生素可分为两大类，分别是脂溶性维生素和水溶性维生素。 （　　）

22. 维生素 A 为大脑生长所必需，有助于细胞生长和繁殖，同时能增强机体免疫力、减少疾病发生。 （　　）

23. 动物肝脏、牛奶、蛋黄和鱼肝油富含维生素 A。 （　　）

24. 维生素 D 缺乏可能引起维生素 D 中毒。 （　　）

25. 内源性维生素 D 主要由皮肤合成。 （　　）

26. 维生素 C 又称抗坏血酸，缺少维生素 C 会使毛细血管脆性增加，有出血倾向，全身皮下有出血点或瘀斑（乌青块）。 （　　）

27. 钙存在于骨骼和牙齿中，能使骨骼和牙齿坚硬。 （　　）

28. 12 个月的婴儿，每天钙的参考摄入量为 600 mg。 （　　）

29. 锌属于宏量元素，参与婴幼儿生长发育，因此非常重要，需要大量摄入。 （　　）

30. 母乳中的锌含量较牛乳中的高，尤其在初乳中更高。 （　　）

31. 铁缺乏会出现贫血，并影响其他许多系统的功能，如导致注意力不集中、智商降低、消化功能减弱、易疲乏。 （　　）

32. 血红素铁可以直接被肠道吸收，吸收率低。 　　　　　　　　　　（　　）

33. 12 个月的婴儿每天铁的参考摄入量为 10 mg。 　　　　　　　　（　　）

34. 碘主要存在于肉产品中。 　　　　　　　　　　　　　　　　　（　　）

35. 4 岁儿童每天碘的参考摄入量为 50 mg。 　　　　　　　　　　（　　）

36. 水是人体中含量最少的组成成分，只是构成细胞内液、组织液和血液的主要成分。 　　　　　　　　　　　　　　　　　　　　　　　（　　）

37. 纤维素不能被人体消化吸收，因此对人体健康没有重要作用。 　（　　）

38. 婴儿 3～4 个月时唾液腺开始发育，唾液分泌增多，由于吞咽能力不强，因此出现流口水现象。 　　　　　　　　　　　　　　　　　　　　　（　　）

39. 婴儿胃呈水平位，胃平滑肌发育尚不完善，因此易发生幽门痉挛，出现呕吐。 　　　　　　　　　　　　　　　　　　　　　　　　　　（　　）

40. 在婴儿期，消化道的动力功能主要是吞咽能力、吸吮能力和肠蠕动。 （　　）

41. 吸吮功能在胎儿 30～34 孕周时才成熟，早于吞咽功能的发育。 （　　）

42. 新生儿能很好地消化吸收蛋白质，但前 3 个月不宜喂米糊等淀粉类食物。 （　　）

43. 能量密度即每克食物的能量值。 　　　　　　　　　　　　　　（　　）

44. 脑组织的发育建立在全面平衡的营养基础上。 　　　　　　　　（　　）

45. 未必摄入的食物种类越多，得到的营养素也越全面。 　　　　　（　　）

46. 体重增长过快可能是喂养不足造成的。 　　　　　　　　　　　（　　）

47. 添加补充食物必须遵守循序渐进的原则。 　　　　　　　　　　（　　）

48. 睡眠为一种生理行为过程。 　　　　　　　　　　　　　　　　（　　）

49. 在睡眠时各器官组织增加代谢活动，使之消除疲劳，重新储存能量和物质，以便继续生命活动。 　　　　　　　　　　　　　　　　　　　　　（　　）

50. 应有节奏、有规律地安排婴幼儿睡眠程序，避免一切妨碍睡眠的因素。 （　　）

51. 婴幼儿的睡眠规律各不相同，一般随着年龄增长，大脑皮层逐步发育，睡眠时间可逐步缩短。 　　　　　　　　　　　　　　　　　　　　　　（　　）

52. 睡眠姿势非常重要，因此不管婴幼儿是否舒服，一定要纠正婴幼儿的睡眠姿势。 　　　　　　　　　　　　　　　　　　　　　　　　　　（　　）

53. 照料婴幼儿入睡，可以在入睡前陪婴幼儿做游戏。 （ ）

54. 神经系统的发育是婴幼儿控制大小便能力的生理基础。 （ ）

55. 婴幼儿阶段想象处于迅速发展时期，有利于婴幼儿学习控制大小便。 （ ）

56. 训练大小便就是从无条件反射到建立条件反射的过程。 （ ）

57. 婴幼儿排尿异常主要是无尿或少尿。 （ ）

58. 无尿是最严重的肾脏疾病和肾功能不全的常见症状。 （ ）

59. 排尿困难和尿潴留是膀胱或尿道结石、膀胱颈挛缩等疾病的常见症状。 （ ）

60. 尿液中白细胞增多，尤其见有成团者，表示肾脏、膀胱或尿道有炎症存在，为血尿。 （ ）

61. 新生儿期可能出现短暂的蛋白尿。 （ ）

62. 观察婴幼儿，可初步了解婴幼儿消化道的情况。 （ ）

63. 母乳喂养及人工喂养婴幼儿的粪便，若臭味变浓，表示碳水化合物过多，为消化不良。 （ ）

64. 新生儿常出现一天多次大便的情况，这是腹泻，需要注意。 （ ）

65. 新生儿大便不臭但有酸味，这是异常情况，需要注意。 （ ）

66. 肠蠕动受神经机制支配，如每日定时排便形成习惯，到时候就想排便，不至于造成便秘。 （ ）

67. 细菌感染所致的婴幼儿腹泻多由大肠杆菌、痢疾杆菌引起，秋季发病较多。 （ ）

68. 为补充腹泻丧失的液体，应尽量给婴幼儿补充口服糖盐水。 （ ）

69. 传染病的消毒主要是预防性的消毒。 （ ）

70. 控制传染病的流行必须注意两个环节。 （ ）

71. 切断传染途径就能控制传染病。 （ ）

72. 经过煮沸消毒后的物品务必擦拭干净。 （ ）

73. 化学消毒灭菌是通过使化学药物渗透到细菌体内，或破坏细菌膜的结构，达到灭菌的作用。 （ ）

74. 所有的消毒剂在使用前只需要了解如何使用。 （ ）

75. 浸泡法是把物品浸泡在消毒剂中，持续一定的时间。 （ ）

76. 擦拭是常见的清洁方法，没有消毒作用。（　　）

77. 发现传染病，需要及时进行预防性消毒。（　　）

78. 日常保持室内空气清洁的方法主要是通风。（　　）

79. 皮肤具有保护身体不受病菌入侵的屏障作用。（　　）

80. 清洁是保持皮肤正常功能的重要措施。（　　）

二、单项选择题（选择一个正确的答案，将相应的字母填入题内的括号中）

1. 0～3 岁婴幼儿正处于快速生长发育阶段，（　　）是保证婴幼儿生长发育的重要因素。

　　A. 阳光　　　　　B. 水　　　　　　C. 维生素　　　　　D. 营养

2. 0～3 岁婴幼儿正处于（　　）生长发育阶段，营养是保证婴幼儿生长发育的重要因素。

　　A. 匀速　　　　　B. 减速　　　　　C. 快速　　　　　　D. 加速

3. 营养长期供给太多可能引起（　　）。

　　A. 糖尿病　　　　B. 肥胖　　　　　C. 高血压　　　　　D. 腹泻

4. 能量不是一种营养素，而是由（　　）中的产热营养素，如蛋白质、碳水化合物和脂肪等在体内经过氧化产生的。

　　A. 活动　　　　　B. 膳食　　　　　C. 牛奶　　　　　　D. 饮料

5. 婴幼儿的能量主要消耗于基础代谢、（　　）、生长发育、食物特殊动力作用和排泄。

　　A. 游戏活动　　　B. 哭闹　　　　　C. 吃奶　　　　　　D. 体力活动

6. 婴幼儿的能量不消耗于（　　）。

　　A. 体力活动　　　B. 睡觉　　　　　C. 排泄　　　　　　D. 基础代谢

7. 婴幼儿基础代谢消耗的能量即维持各种生理功能所需的能量，如心脏的跳动、呼吸、（　　）、各种营养素的消化吸收和废物的排泄所需的能量。

　　A. 说话　　　　　　　　　　　　　B. 游戏

　　C. 维持肌张力和体温　　　　　　　D. 进食

8. 婴幼儿基础代谢消耗的能量即维持各种（　　）所需的能量，如心脏的跳动、呼吸、维持肌张力和体温、各种营养素的消化吸收和废物的排泄所需的能量。

A. 生理功能　　　　B. 活动功能　　　　C. 语言功能　　　　D. 思维功能

9.（　　）是影响人体能量消耗的最主要因素。

A. 睡觉　　　　　　B. 体力活动　　　　C. 游戏　　　　　　D. 哭闹

10. 在出生后的 3 个月内约（　　　）的能量用于生长发育。

A. 10％　　　　　　B. 20％　　　　　　C. 30％　　　　　　D. 40％

11. 食物特殊动力作用的能量消耗是指（　　）在消化吸收过程中需要消耗能量。

A. 食物　　　　　　B. 水　　　　　　　C. 母乳　　　　　　D. 牛乳

12.（　　）的能量消耗是指食物在消化吸收过程中需要消耗能量。

A. 基础代谢　　　　　　　　　　　B. 食物特殊动力作用

C. 体力活动　　　　　　　　　　　D. 排泄

13. 每克蛋白质和碳水化合物各提供 4 kcal 能量，每克脂肪则提供（　　　）kcal 能量。

A. 4　　　　　　　　B. 6　　　　　　　C. 9　　　　　　　D. 12

14. 每克蛋白质和碳水化合物各提供（　　　）kcal 能量，每克脂肪则提供 9 kcal 能量。

A. 2　　　　　　　　B. 4　　　　　　　C. 6　　　　　　　D. 8

15. 婴幼儿膳食中蛋白质提供的热能为（　　　）。

A. 15％　　　　　　B. 30％～35％　　　C. 35％～50％　　　D. 50％～55％

16. 1 岁以内母乳喂养婴儿每天的能量参考摄入量为（　　　）kcal/ kg。

A. 95　　　　　　　B. 100　　　　　　C. 114　　　　　　D. 120

17. 能量的组成和来源有蛋白质、脂肪、碳水化合物和（　　　）。

A. 营养素　　　　　B. 微量元素　　　　C. 水　　　　　　　D. 维生素

18. 能量的组成和来源有蛋白质、脂肪、（　　）和营养素。

A. 维生素　　　　　B. 微量元素　　　　C. 水　　　　　　　D. 碳水化合物

19. 神经、肌肉、内脏、血液、骨骼甚至指甲、头发都由（　　　）组成。

A. 蛋白质　　　　　B. 脂肪　　　　　　C. 维生素　　　　　D. 水

20.（　　　）是人体重要的组成成分，提供 15％ 的能量。

A. 脂肪　　　　　　B. 维生素　　　　　C. 蛋白质　　　　　D. 水

21. 蛋白质缺乏将阻碍（　　　）和组织的正常发育，造成生长发育迟缓、免疫功能下降。

  A. 器官   B. 细胞   C. 骨骼   D. 牙齿

22. 奶制品是一种（ ）。

  A. 人工蛋白质 B. 大豆蛋白质 C. 植物蛋白质 D. 动物蛋白质

23. 植物蛋白质来自粮谷类和（ ）。

  A. 水产品   B. 水   C. 蛋   D. 豆制品

24. 蛋白质包括两种：一种来自禽、肉、鱼、蛋和奶制品，另一种来自粮谷类、豆制品、蔬菜和水果，后者被称为（ ）。

  A. 蛋白质   B. 动物蛋白质 C. 植物蛋白质 D. 豆制品

25. 1岁以内婴儿每天蛋白质的参考摄入量为（ ）g/kg。

  A. 0.5～1   B. 1.5～2   C. 1.5～3   D. 2～3

26. 1～2岁婴幼儿每天蛋白质的参考摄入量为（ ）g/kg。

  A. 35   B. 40   C. 45   D. 50

27. 同等质量脂肪与蛋白质和碳水化合物相比，可提供的能量（ ）。

  A. 一样   B. 较多   C. 较少   D. 以上都不对

28. 脂肪缺乏常使婴幼儿的能量摄入不足，导致其体格生长落后，引发脂溶性维生素缺乏症。必需脂肪酸缺乏会引起某些（ ），还会造成智力发育迟缓。

  A. 心脏病   B. 胃病   C. 皮肤病   D. 肥胖症

29. 脂肪的来源可分为（ ）大类。

  A. 四   B. 两   C. 三   D. 以上都不对

30. 脂肪的来源可分为两大类：动物脂肪和植物脂肪。动物脂肪有（ ）等，植物脂肪有芝麻油、豆油等。

  A. 猪油、奶油 B. 奶油、豆油 C. 花生油、菜籽油 D. 橄榄油

31. 来源于芝麻油、豆油、花生油、菜籽油、玉米油、橄榄油等的脂肪被称为（ ）。

  A. 动物脂肪   B. 植物脂肪   C. 必需脂肪   D. 非必需脂肪

32. 采自大豆的豆油是（ ）。

  A. 动物脂肪   B. 植物脂肪   C. 必需脂肪   D. 非必需脂肪

33. 6 个月以内婴儿脂肪的供能比为（　　）。

    A. 20%～25%　　　　B. 35%～40%　　　　C. 30%～45%　　　　D. 45%～50%

34. （　　）是碳水化合物最主要的作用。

    A. 提供脂肪　　　　B. 提供蛋白质　　　　C. 提供活动　　　　D. 供给能量

35. 如果碳水化合物摄入过多，则可能引起（　　）。

    A. 脂肪氧化产热　　　　　　　　　　B. 酸中毒

    C. 肥胖　　　　　　　　　　　　　　D. 恶心

36. 如果碳水化合物摄入不足，（　　）。

    A. 可通过脂肪氧化产热　　　　　　　B. 会导致酸中毒

    C. 会导致肥胖　　　　　　　　　　　D. 会导致恶心

37. 碳水化合物主要的食物来源是各类（　　）。

    A. 脂肪　　　　　　B. 植物　　　　　　C. 动物　　　　　　D. 谷物

38. 葡萄糖、蔗糖、麦芽糖、蜜糖、果糖等也是（　　）主要的食物来源。

    A. 蛋白质　　　　　B. 脂肪　　　　　　C. 碳水化合物　　　D. 维生素

39. 安排儿童膳食时，碳水化合物供能占全日（　　）需求的 55%～60% 是合理的。

    A. 蛋白质　　　　　B. 热能　　　　　　C. 脂肪　　　　　　D. 维生素

40. 育婴员在烹制婴幼儿菜肴时，会将胡萝卜在油锅里煸一下，这是由于胡萝卜中的维生素是（　　）。

    A. 脂肪　　　　　　B. 微量维生素　　　C. 脂溶性维生素　　D. 水溶性维生素

41. 根据其共同特点，维生素 B 族、维生素 C 族被称为（　　）。

    A. 维生素　　　　　B. 微量维生素　　　C. 脂溶性维生素　　D. 水溶性维生素

42. 育婴员在指导婴幼儿家人烹制婴幼儿菜肴时，告诉婴幼儿家人绿叶菜需要快速炒制，这是由于蔬菜中的维生素是（　　），它受热时间越长，损失越多。

    A. 必需维生素　　　B. 微量维生素　　　C. 脂溶性维生素　　D. 水溶性维生素

43. 维生素 A 参与眼球中视紫红质的合成，这是维生素 A 的（　　）。

    A. 活动作用　　　　B. 免疫作用　　　　C. 生理作用　　　　D. 氧化作用

44. 维生素 A 缺乏可能造成眼睛在暗光中看不清四周物体，称为（　　）。

A. 恐怖症   B. 夜盲症   C. 夜视症   D. 夜啼症

45. 以下动物性食物中，富含维生素 A 的是（   ）。

     A. 猪皮   B. 猪爪   C. 猪肝   D. 猪油

46. 当维生素 D 缺乏时，会造成（   ）吸收减少，血钙水平下降。

     A. 钙、铅   B. 钙、磷   C. 磷、铅   D. 氮、磷

47. 人们把海鱼肝脏中的（   ）提炼出来制成鱼肝油。

     A. 维生素 A   B. 维生素 B   C. 维生素 C   D. 维生素 D

48. 从出生到 11 岁前维生素 D 的参考摄入量都为每天（   ）μg，相当于 400 国际单位。

     A. 8   B. 10   C. 12   D. 14

49. 当阳光中的紫外线直接照射人体皮肤时，皮肤就会产生（   ）以供人体需要。

     A. 维生素 A   B. 维生素 B   C. 维生素 C   D. 维生素 D

50. 育婴员告诉婴幼儿家人，隔着玻璃晒太阳，皮肤无法产生维生素 D，原因是（   ）。

     A. 阳光被玻璃阻挡   B. 阳光穿透玻璃

     C. 照射时间不足   D. 阳光灼伤皮肤

51. 维生素 C 主要存在于新鲜的（   ）中。

     A. 肉类   B. 蔬菜和水果   C. 加工食品   D. 腌制食品

52. 钙存在于（   ）和牙齿中，能使之坚硬。

     A. 肌肉   B. 皮肤   C. 血液   D. 骨骼

53. 钙最好的食物来源是奶制品，（   ）中含钙也不少。

     A. 牛奶   B. 酸奶   C. 豆制品   D. 蔬菜

54. 12 个月的婴儿，每天钙的参考摄入量为（   ）mg。

     A. 200   B. 400   C. 600   D. 800

55. 6 个月的婴儿，每天钙的参考摄入量为（   ）mg。

     A. 200   B. 400   C. 600   D. 800

56. 锌与（   ）生长、分裂、分化的过程都有关。

     A. 细胞   B. 骨骼   C. 器官   D. 皮肤

57. 锌在（　　）中含量最低。

    A. 肉类食物　　　　B. 蛋类食物　　　　C. 蔬菜　　　　D. 海产品

58. 12个月的婴儿，每天锌的参考摄入量为（　　）mg。

    A. 15　　　　　　　B. 10　　　　　　　C. 9　　　　　　D. 8

59. 6个月的婴儿，每天锌的参考摄入量为（　　）mg。

    A. 15　　　　　　　B. 10　　　　　　　C. 9　　　　　　D. 8

60. （　　）是血红蛋白的组成成分，担负着输送氧的功能。

    A. 锌　　　　　　　B. 铁　　　　　　　C. 铅　　　　　　D. 钙

61. 铁是（　　）的组成成分，担负着输送氧的功能。

    A. 血红蛋白　　　　B. 血清　　　　　　C. 血小板　　　　D. 细胞

62. 血红素铁来自肝脏、动物血、瘦猪肉等含（　　）的食物。

    A. 动物蛋白质低　　　　　　　　　B. 动物蛋白质高

    C. 植物蛋白质高　　　　　　　　　D. 植物蛋白质低

63. 6个月的婴儿每天铁的参考摄入量为（　　）mg。

    A. 6　　　　　　　　B. 8　　　　　　　C. 10　　　　　　D. 12

64. （　　）主要存在于人体的甲状腺中，参与甲状腺素的生成。

    A. 铁　　　　　　　B. 锌　　　　　　　C. 钙　　　　　　D. 碘

65. 碘主要存在于人体的（　　）中，参与甲状腺素的生成。

    A. 肾上腺　　　　　B. 甲状腺　　　　　C. 脑垂体　　　　D. 胸腺

66. 碘主要存在于（　　）中。

    A. 肉类　　　　　　B. 腌制品　　　　　C. 半成品　　　　D. 海产品

67. 紫菜、海带、海鱼、海盐等产品中富含（　　）。

    A. 铁　　　　　　　B. 碘　　　　　　　C. 锌　　　　　　D. 钙

68. 4岁儿童每天碘的参考摄入量为（　　）mg。

    A. 100　　　　　　B. 90　　　　　　　C. 80　　　　　　D. 70

69. 水是人体中含量最多的组成成分，是构成（　　）的主要成分。

    A. 细胞　　　　　　B. 组织　　　　　　C. 血液　　　　　D. 皮肤

70.（ ）会造成婴幼儿代谢紊乱，水电解质平衡失调。

  A. 水中毒   B. 食欲不振   C. 贫血   D. 脱水

71. 脱水会造成婴幼儿代谢紊乱，（ ）平衡失调。

  A. 体液   B. 血液   C. 水电解质 D. 水

72. 虽然（ ）不能被人体消化吸收，但对人体健康具有重要作用。

  A. 水   B. 铁   C. 纤维素   D. 钙

73. 纤维素虽然不能被人体消化吸收，但可通过在大肠中吸收水分，将（ ）及时排出。

  A. 小便   B. 大便   C. 眼泪   D. 鼻涕

74. 婴儿 3～4 个月时（ ）开始发育，唾液分泌增多，由于吞咽能力不强，因此出现流口水现象。

  A. 泪腺   B. 唾液腺   C. 汗腺   D. 甲状腺

75. 婴儿胃呈水平位，胃平滑肌发育尚不完善，因此易发生幽门痉挛，出现（ ）。

  A. 贫血   B. 胃病   C. 呕吐   D. 便秘

76. 婴幼儿肠管相对（ ），为身长的 6 倍，且固定较差，易发生肠套叠。

  A. 较高   B. 较低   C. 较长   D. 较短

77. 婴幼儿肠管相对较长，为身长的 6 倍，且固定较差，易发生（ ）。

  A. 肠结核   B. 肠套叠   C. 呕吐   D. 腹泻

78. 在婴儿期，（ ）的动力功能主要是吞咽功能、吸吮功能和肠蠕动。

  A. 消化道   B. 呼吸道   C. 心血管   D. 运动系统

79. 在婴儿期，消化道的动力功能主要是吞咽功能、（ ）和肠蠕动。

  A. 排泄功能 B. 吸吮功能 C. 运动功能 D. 感觉功能

80. 吸吮功能在（ ）时期才成熟，迟于吞咽功能。

  A. 胚胎   B. 胎儿   C. 婴儿   D. 幼儿

81. 母乳中乳糖多，蛋白质少，能促进乳酸杆菌、双歧杆菌等（ ）的生长，抑制大肠杆菌生长，因此不易腹泻。

  A. 有害菌   B. 有益菌   C. 大肠菌   D. 细菌

82. 婴幼儿的（　　）评价是良好，说明婴幼儿的营养状况良好，因此膳食基本是适当的。

　　A. 运动能力　　　　B. 生长发育　　　　C. 语言能力　　　　D. 情感能力

83. 婴幼儿的生长发育评价是良好，说明婴幼儿的（　　）良好，因此膳食基本是适当的。

　　A. 营养状况　　　　B. 教养环境　　　　C. 家境　　　　　　D. 亲子关系

84. （　　）即每克食物的能量值。

　　A. 能量密度　　　　B. 食物密度　　　　C. 热量密度　　　　D. 能量比例

85. 能量密度即每克（　　）的能量值。

　　A. 饮料　　　　　　B. 蔬菜　　　　　　C. 食物　　　　　　D. 肉类

86. 脑组织的发育建立在（　　）的营养基础上。

　　A. 片面平衡　　　　B. 全面平衡　　　　C. 全面　　　　　　D. 平衡

87. 一般成人膳食应包含（　　）大种类的食物。

　　A. 三　　　　　　　B. 四　　　　　　　C. 五　　　　　　　D. 六

88. 4～6个月的婴儿每日喂配方奶（　　）mL左右。

　　A. 700　　　　　　 B. 800　　　　　　 C. 900　　　　　　 D. 1 000

89. 7～12个月的婴儿每日喂配方奶（　　）mL。

　　A. 600～700　　　 B. 700～800　　　 C. 800～900　　　 D. 900～1 000

90. 容易引起婴幼儿过敏的食物有（　　）、麦麸、蛋类、豆类、贝类等。

　　A. 大米　　　　　　B. 牛奶　　　　　　C. 蔬菜　　　　　　D. 饮料

91. 有些婴幼儿，只要进食某些食物，如牛奶、麦麸、蛋类、豆类、贝类等，就会出现湿疹、哮喘、呕吐、腹泻等症状。这些引起症状的食物，被称为（　　）。

　　A. 敏感食物　　　　B. 有机食物　　　　C. 营养食物　　　　D. 过敏食物

92. 婴幼儿对食物的喜好和适应（　　），因此，添加补充食物的月龄、数量需要灵活掌握。

　　A. 没有差异　　　　　　　　　　　　　B. 差异很小

　　C. 有较大的个体差异　　　　　　　　　D. 差异不重要

93. 睡眠状态下人对外界刺激缺乏感觉和反应，处于相对（　　）状态，但可被唤醒。

　　A. 运动　　　　　　B. 移动　　　　　　C. 静止　　　　　　D. 平静

94. 睡眠的（　　）个阶段交替出现，有规律地循环。

　　A. 5　　　　　　　B. 2　　　　　　　C. 3　　　　　　　D. 4

95. 人处于清醒状态时，对自身和周围环境的刺激具有有意识的感知和相应的反应，这种状态称为（　　）。

　　A. 清醒　　　　　　B. 清楚　　　　　　C. 觉醒　　　　　　D. 觉察

96. 睡眠时（　　）达分泌高峰，促进机体生长发育。

　　A. 雌激素　　　　　B. 雄激素　　　　　C. 孕激素　　　　　D. 生长激素

97. （　　）时生长激素达分泌高峰，促进机体生长发育。

　　A. 睡眠　　　　　　B. 活动　　　　　　C. 说话　　　　　　D. 治疗

98. 应有节奏、有规律地安排婴幼儿（　　），避免一切妨碍睡眠的因素，如精神过度兴奋、夜间过多进食等。

　　A. 睡眠姿势　　　　B. 睡眠程序　　　　C. 睡眠语言　　　　D. 睡眠时间

99. 婴幼儿的睡眠规律各不相同，一般随着年龄增长，大脑皮层逐步发育，睡眠时间可逐步（　　）。

　　A. 维持　　　　　　B. 不变　　　　　　C. 延长　　　　　　D. 缩短

100. 创造适宜的环境是保证婴幼儿高质量睡眠的前提，尽量让婴幼儿在（　　）的环境中入睡。

　　A. 陌生　　　　　　B. 任意　　　　　　C. 活动场地　　　　D. 熟悉

101. 由于婴幼儿体温调节中枢发育尚不成熟，在室温过于舒适的环境里生活，人体调节体温的能力将（　　）。

　　A. 发展　　　　　　B. 停滞　　　　　　C. 进化　　　　　　D. 退化

102. 培养较好的睡觉姿势，不宜（　　）。

　　A. 不蒙被头　　　　　　　　　　　　B. 不拍、摇、抱着入睡

　　C. 不咬手指、被角　　　　　　　　　D. 喂食食物

103. 养成较好的（　　），不蒙被头，不咬手指、被角，不抱玩具，也不需拍、摇、抱

着入睡。

    A. 睡觉时间   B. 睡觉语言   C. 睡觉姿势   D. 睡觉程序

104. 婴幼儿在入睡前玩耍时间过长，精神过于（   ），会导致婴幼儿不能安静入眠，多哭吵。

    A. 抑制   B. 兴奋   C. 压抑   D. 平常

105. 正常健康婴幼儿熟睡时，呼吸平稳，安静（   ）。

    A. 不哭吵   B. 哭吵   C. 反复哭吵   D. 需要不断哄和拍

106. （   ）的发育是婴幼儿控制大小便能力的生理基础。

    A. 运动系统   B. 呼吸系统   C. 消化系统   D. 神经系统

107. 神经系统的发育是婴幼儿控制大小便能力的（   ）基础。

    A. 动作   B. 语言   C. 生理   D. 教养

108. 婴幼儿阶段（   ）处于迅速发展时期，有利于婴幼儿学习控制大小便。

    A. 想象   B. 思维   C. 记忆   D. 感知觉

109. 定时（   ）有利于肠道消化吸收，还能定时大便。

    A. 运动   B. 喂养   C. 入睡   D. 起床

110. 通过日常生活中婴幼儿排便时的状况、排便次数、大小便的质地与数量、（   ），判断大小便有无异常。

    A. 是否独立排便   B. 大小便的颜色及其气味

    C. 排便难易程度   D. 在何时排便

111. 通过日常生活中婴幼儿排便时的状况、排便次数、（   ）、大小便的颜色及其气味，判断大小便有无异常。

    A. 大小便的质地与数量   B. 是否独立排便

    C. 排便难易程度   D. 在何时排便

112. 婴幼儿（   ）的情况包括少尿或无尿、尿潴留、尿失禁、尿急、多尿、尿频和排尿疼痛。

    A. 排尿异常   B. 尿液异常   C. 蛋白尿   D. 尿布疹

113. 婴幼儿排尿异常的情况包括（   ）、尿潴留、尿失禁、尿急、多尿、尿频和排尿疼痛。

　　A. 蛋白尿　　　　　B. 尿布疹　　　　　C. 尿液异常　　　　D. 少尿或无尿

114.（　　）是最严重的肾脏疾病和肾功能不全的常见症状。

　　A. 尿失禁　　　　　B. 无尿　　　　　　C. 多尿　　　　　　D. 尿潴留

115. 排尿困难和尿潴留是膀胱或（　　）、膀胱颈挛缩等疾病的常见症状。

　　A. 尿道结石　　　　B. 胆结石　　　　　C. 胃炎　　　　　　D. 肺炎

116.（　　）多数是泌尿系统有病变的早期信号，必须引起重视，及时就诊检查，明确原因，进行治疗。

　　A. 多尿　　　　　　B. 尿液黄　　　　　C. 尿液透明　　　　D. 血尿

117. 血尿多数是（　　）有病变的早期信号，必须引起重视，及时就诊检查，明确原因，进行治疗。

　　A. 神经系统　　　　B. 呼吸系统　　　　C. 泌尿系统　　　　D. 消化系统

118. 尿液中白细胞增多，尤其见有成团者，表示肾脏、膀胱或尿道有炎症存在，为（　　）。

　　A. 脓尿　　　　　　B. 血尿　　　　　　C. 乳糜尿　　　　　D. 糖尿

119. 尿液中白细胞增多，尤其见有成团者，表示肾脏、膀胱或尿道有（　　）存在，为脓尿。

　　A. 红细胞　　　　　B. 炎症　　　　　　C. 白细胞　　　　　D. 蛋白质

120. 持续的蛋白尿可能是（　　）。

　　A. 新生儿常见病变　　　　　　　　　　B. 肾脏器质性病变

　　C. 脱水　　　　　　　　　　　　　　　D. 心力衰竭

121. 观察婴幼儿粪便，可初步了解婴幼儿（　　）的情况。

　　A. 呼吸系统　　　　B. 泌尿系统　　　　C. 消化系统　　　　D. 神经系统

122. 婴幼儿粪便中有大量（　　），多是未消化吸收的脂肪、钙和镁化合而成的皂块。

　　A. 奶瓣（乳凝块）　B. 血块　　　　　　C. 菜叶　　　　　　D. 脂肪

123. 婴幼儿粪便中有大量奶瓣（乳凝块），多是（　　）消化吸收的脂肪、钙和镁化合而成的皂块。

A. 已经　　　　　B. 未能　　　　　C. 正在　　　　　D. 完全

124. 母乳喂养和人工喂养儿的粪便，若臭味加浓，表示（　　），为消化不良。

A. 碳水化合物过多　　　　　　　B. 蛋白质过多

C. 碳水化合物过少　　　　　　　D. 蛋白质过少

125. 母乳喂养和人工喂养儿的粪便，若臭味加浓，表示蛋白质过多，为（　　）。

A. 脂肪消化不良　　B. 肠道胃炎症　　C. 消化不良　　D. 直肠有息肉

126. 新生儿最初3天内（　　）。随着婴儿吃母乳或奶粉，转变为排普通粪便。

A. 排母粪　　　　B. 排小便　　　　C. 排胎粪　　　　D. 没有粪便

127. 新生儿出现水样大便或绿色大便，很可能是（　　）。

A. 腹泻　　　　　B. 上呼吸道感染　　C. 胃炎　　　　D. 肺炎

128. 婴幼儿只吃富有蛋白质的食物，不吃或少吃蔬菜等（　　）的食物，容易引起便秘。

A. 含纤维素较多　　　　　　　　B. 含维生素较多

C. 含矿物质较多　　　　　　　　D. 含糖较多

129. 有的婴幼儿只喜吃富有蛋白质的食物，而不吃或少吃蔬菜等含有纤维素较多的食物，容易引起（　　）。

A. 腹泻　　　　　B. 便秘　　　　　C. 胃炎　　　　　D. 肥胖

130. 肠蠕动受（　　）支配，如每日定时排便形成习惯，到时候就想排便，不至于造成便秘。

A. 消化系统　　　B. 神经系统　　　C. 呼吸系统　　　D. 泌尿系统

131. 肠蠕动受神经系统支配，如每日定时排便形成习惯，到时候就想排便，不至于造成（　　）。

A. 血便　　　　　B. 腹泻　　　　　C. 便秘　　　　　D. 肥胖

132. （　　）感染所致的婴幼儿腹泻多由大肠杆菌、痢疾杆菌引起，夏季发病较多。

A. 中毒　　　　　B. 真菌　　　　　C. 细菌　　　　　D. 病毒

133. 补充腹泻丧失的液体，应尽量给婴幼儿补充（　　）糖盐水。

A. 人工补液　　　B. 外用　　　　　C. 口服　　　　　D. 药物

134. 传染病是可以预防的，只要按照"（　　）"的方针，就可控制传染病的流行。

A. 饮食为主   B. 消毒为主   C. 预防为主   D. 治疗为主

135. 传染病是可以预防的，只要按照"预防为主"的方针，就可控制（   ）。

    A. 传染病的治疗   B. 传染病的预防

    C. 传染病的流行   D. 传染病的出现

136. 传染病的消毒包括（   ）和疫源地消毒。

    A. 预防性的消毒   B. 治疗性的消毒

    C. 清洁   D. 灭菌

137. 传染病的消毒包括预防性的消毒和（   ）。

    A. 治疗性消毒   B. 清洁   C. 疫源地消毒   D. 灭菌

138. 控制传染病的流行必须注意 3 个环节：控制传染源、（   ）、保护易感人群。

    A. 预防性消毒   B. 切断传播途径   C. 清洁   D. 灭菌

139. 切断传染途径就是不让（   ）传给健康人，因此需要对患者的各种排泄物随时进行消毒。

    A. 病原体   B. 细菌   C. 物质   D. 病毒

140. 通过日光干燥和紫外线的作用消灭病原体的方法是（   ）。

    A. 日光暴晒法   B. 煮沸法   C. 燃烧法   D. 化学法

141. 通过（   ）和紫外线的作用消灭病原体的方法是日光暴晒法。

    A. 燃烧   B. 日光干燥   C. 煮沸   D. 物理消毒

142. 煮沸法需要注意（   ）开始计时，液面要超过物体表面。

    A. 水沸以后   B. 水沸以前   C. 任意时间   D. 和物品放入同时

143. 煮沸法需要注意水沸以后开始计时，液面要（   ）物体表面。

    A. 齐平   B. 超过   C. 不超过   D. 低于

144. 常用（   ）按照消毒功能分为低效、中效和高效，分别有不同的产品。

    A. 物理消毒剂   B. 生物消毒剂   C. 洗涤剂   D. 化学消毒剂

145. 所有的消毒剂在使用前均需要了解其性质和特点，保证产品（   ）。

    A. 合理使用   B. 安全有效   C. 效果   D. 经济合算

146. 喷雾适用于室内（   ）、居室表面和家具表面的消毒。

      A. 空气   B. 墙壁   C. 家具   D. 环境

147. 喷雾适用于室内空气、居室和家具（　　）的消毒。

      A. 内外   B. 表面   C. 内部   D. 把手

148. （　　）是稀释消毒剂，把需要消毒的物品浸泡其中，持续一定的时间。

      A. 熏蒸法   B. 浸泡法   C. 煮沸法   D. 暴晒法

149. 浸泡法是稀释（　　），把需要消毒的物品浸泡其中，持续一定的时间。

      A. 药物   B. 洗洁精   C. 肥皂   D. 消毒剂

150. （　　）是生活中常用的消毒方法，既有清洁作用，又有消毒作用。

      A. 擦拭   B. 煮沸   C. 浸泡   D. 熏蒸

151. 引起传染病的细菌或病毒不是（　　）引起发病，而是经历生长、繁殖和潜伏期，然后发病。

      A. 直接   B. 间接   C. 立刻   D. 延迟

152. 婴幼儿对外界环境的刺激，适应性（　　），容易受到有害物质的影响。

      A. 较高   B. 较强   C. 较差   D. 一般

153. 婴幼儿对外界环境的刺激，适应性较差，容易受到（　　）的影响。

      A. 有益物质   B. 有害物质   C. 无害物质   D. 污染物质

154. 日常保持（　　）清洁的方法主要是通风、绿化、定期扫除。

      A. 家具   B. 环境   C. 室内空气   D. 玩具

155. 日常保持室内空气清洁的方法主要是通风、（　　）、定期扫除。

      A. 美化   B. 儿童化   C. 简单化   D. 绿化

156. （　　）具有保护身体不受病菌入侵的屏障作用。

      A. 皮肤   B. 牙齿   C. 骨头   D. 双手

157. 婴幼儿的皮肤，尤其是（　　）需要细心护理，包括下巴、颈部、腋下、手心、指缝、腹股沟、阴囊处等。

      A. 暗处   B. 下肢   C. 褶皱处   D. 湿润处

三、多项选择题（选择一个以上正确的答案，将相应的字母填入题内的括号中）

1. 营养长期供给太多可能引起肥胖，是成年后发生（　　）和冠心病的隐患。

A. 脑血栓　　　　　　　B. 高血压　　　　　　　C. 糖尿病

D. 胰腺炎　　　　　　　E. 胆结石

2. 能量不是一种营养素，而是由膳食中的产热营养素（　　）在体内经过氧化产生的。

A. 蛋白质　　　　　　　B. 水　　　　　　　　　C. 碳水化合物

D. 脂肪　　　　　　　　E. 维生素

3. 婴幼儿的能量主要消耗于（　　）。

A. 基础代谢　　　　　　B. 体力活动　　　　　　C. 生长发育

D. 食物特殊动力作用　　E. 排泄

4. 一个好动、睡眠少、哭吵多的婴幼儿的（　　）要比一个睡眠多、安静的婴幼儿多。

A. 体力活动　　　　　　B. 能量消耗　　　　　　C. 活泼好动

D. 开朗大方　　　　　　E. 基础代谢

5. 生长发育部分的能量消耗是婴幼儿特有的，婴幼儿生长发育（　　），需要的能量
（　　），在出生后的 3 个月内约 30% 的能量用于生长发育。

A. 越高　　　　　　　　B. 越胖　　　　　　　　C. 越慢

D. 越快　　　　　　　　E. 越多

6.（　　）是食物特殊动力作用。

A. 消化食物　　　　　　B. 游戏活动　　　　　　C. 心脏跳动

D. 说话　　　　　　　　E. 消化酶分泌

7. 婴幼儿膳食中蛋白质、脂肪和碳水化合物提供的热能分别为（　　）。

A. 15%、30%、55%　　B. 15%、30%、50%　　C. 15%、35%、50%

D. 15%、35%、55%　　E. 15%、32%、53%

8. 2～3 岁男女婴幼儿每天的能量参考摄入量分别为（　　）kcal/kg 和（　　）kcal/kg。

A. 95　　　　　　　　　B. 1 100　　　　　　　　C. 1 050

D. 1 150　　　　　　　　E. 1 200

9. 能量的组成和来源有（　　）。

A. 蛋白质　　　　　　　B. 微量元素　　　　　　C. 脂肪

D. 碳水化合物　　　　　E. 水等其他膳食成分

10. 蛋白质缺乏将（　　），严重时会导致营养不良，甚至有生命危险。

    A. 维持机体内环境的稳定　　　　　　B. 阻碍细胞的正常发育

    C. 阻碍组织的正常发育　　　　　　　D. 造成生长发育迟缓

    E. 造成免疫功能下降

11. 以下是动物蛋白质来源的食物有（　　）。

    A. 豆制品　　　　　　B. 禽类　　　　　　C. 奶制品

    D. 蛋　　　　　　　　E. 鱼

12. 具有较多蛋白质的食物有（　　）。

    A. 水产品　　　　　　B. 水果　　　　　　C. 蛋

    D. 豆制品　　　　　　E. 肉类

13. 脂肪是生长发育所需的重要能量，脂肪的主要生理作用包括（　　）。

    A. 提供能量　　　　　B. 构成组织　　　　C. 保护内脏和维持体温

    D. 提供必需脂肪酸　　E. 促进脂溶性维生素的吸收

14. 脂肪缺乏常使婴幼儿的能量摄入不足，引起（　　）。

    A. 体格生长落后　　　B. 脂溶性维生素缺乏症　　C. 某些皮肤病

    D. 智力发育迟缓　　　E. 矮小

15. 猪油、牛油、奶油、鱼油是（　　），芝麻油、豆油、花生油、菜籽油、玉米油、橄榄油是（　　）。

    A. 蛋白质　　　　　　B. 动物脂肪　　　　C. 植物脂肪

    D. 碳水化合物　　　　E. 纤维素

16. 2 岁以内婴幼儿脂肪的供能比根据（　　）而变化，6 个月为（　　）、6 个月至 2 岁为（　　）。

    A. 月龄　　　　　　　B. 25%～30%　　　　C. 30%～35%

    D. 35%～40%　　　　E. 45%～50%

17. 碳水化合物的生理作用包括（　　）。

    A. 供给能量　　　　　B. 构成神经组织　　　C. 保肝、解毒

    D. 对蛋白质的保护作用　　E. 以上都不是

18. 如果碳水化合物不足，可通过脂肪氧化产热，其后果是（　　）。

    A. 肥胖　　　　　　　　　　　　B. 大量脂肪代谢会引起酸中毒

    C. 无法维持肌肉和心脏的功能　　　D. 无法保证肝脏解毒功能

    E. 矮小

19. 安排婴幼儿膳食时，碳水化合物供能占全日热能需求的（　　）是合理的。

    A. 45％　　　　　　　B. 50％　　　　　　　C. 55％

    D. 60％　　　　　　　E. 65％

20. 脂溶性维生素包括（　　）。

    A. 维生素 A　　　　　B. 维生素 B　　　　　C. 维生素 C

    D. 维生素 D　　　　　E. 维生素 E

21. 水溶性维生素包括（　　）。

    A. 维生素 A　　　　　B. 维生素 B　　　　　C. 维生素 C

    D. 维生素 D　　　　　E. 维生素 E

22. （　　）中富含维生素 A。

    A. 蛋黄　　　　　　　B. 红薯　　　　　　　C. 菠菜

    D. 鱼肝油　　　　　　E. 南瓜

23. 维生素 D 缺乏会造成（　　）。

    A. 骨质软化变形　　　B. 血钙水平下降　　　C. 糖尿病

    D. 佝偻病　　　　　　E. 心脏病

24. 外源性维生素 D 主要来自食物，如（　　）。

    A. 鱼肝油　　　　　　　　　　　　B. 动物肝脏

    C. 配方奶粉中的添加成分　　　　　D. 蔬菜

    E. 饮料

25. 3 岁以下婴幼儿维生素 C 每天参考摄入量约为（　　）mg。

    A. 30　　　　　　　　B. 40　　　　　　　　C. 50

    D. 60　　　　　　　　E. 70

26. 钙的生理作用包括（　　）。

A. 维持神经肌肉的正常活动　　　　　B. 维持心脏的活动

C. 提供热能　　　　　　　　　　　　D. 促进体内酶的活性

E. 减少出血

27. 钙的食物来源是（　　　）。

A. 奶制品　　　　　　B. 虾皮　　　　　　C. 海带

D. 蔬菜　　　　　　　E. 豆制品

28. 锌的生理作用包括（　　　）。

A. 提供能量　　　　　　B. 促进生长发育　　　　　C. 提供维生素

D. 参与很多酶的组成　　E. 参与维护和保持细胞免疫反应

29. 按食物中锌的含量排列，从高至低依次为（　　　）。

A. 肉类、海产品、蔬菜　　　　　　　B. 海产品、肉类、蔬菜

C. 人的初乳、母乳、牛奶　　　　　　D. 海产品、蔬菜、肉类

E. 蔬菜、肉类、海产品

30. 12个月以内的婴儿每天锌的参考摄入量是（　　　）～（　　　）mg。

A. 1.5　　　　　　　　B. 2.5　　　　　　C. 9

D. 8　　　　　　　　　E. 10

31. 铁的来源包括（　　　）。

A. 动物血　　　　　　B. 草酸　　　　　　C. 维生素C

D. 铁锅　　　　　　　E. 肝脏

32. 12个月以内的婴儿每天铁的参考摄入量是（　　　）～（　　　）mg。

A. 0.1　　　　　　　　B. 0.2　　　　　　C. 0.3

D. 12　　　　　　　　　E. 15

33. 在人的生长发育中，碘缺乏会引起（　　　）。

A. 味觉退化　　　　　　B. 脑发育不良　　　　　C. 严重智力低下

D. 贫血　　　　　　　　E. "大脖子病"

34. 4岁以内的婴幼儿每天碘的参考摄入量是（　　　）～（　　　）mg。

A. 50　　　　　　　　B. 60　　　　　　C. 70

D. 80　　　　　　　　　　　　E. 90

35. 水的生理作用包括（　　）。

A. 润滑作用　　　　　　　　　　B. 调节人体的体温

C. 参与营养素吸收、输送和排泄　　D. 提供维生素

E. 构成细胞内液、组织液和血液

36. 水来自（　　）等流质食物。

A. 牛奶　　　　　　　B. 稀饭或粥　　　　　　C. 菜汤

D. 饮料　　　　　　　E. 水

37. （　　）是常见的婴儿期的生理现象。

A. 流口水　　　　　　B. 耳鸣　　　　　　　　C. 溢奶

D. 呕吐　　　　　　　E. 肠套叠

38. 新生儿容易呕吐的生理原因是（　　）。

A. 胃呈水平位

B. 胃呈垂直位

C. 胃平滑肌发育尚不完善

D. 贲门肌张力低，幽门括约肌发育较好

E. 幽门肌张力低，贲门括约肌发育较好

39. 新生儿发生肠套叠的生理原因是（　　）。

A. 肠管为身长的 6 倍　　B. 肠管为身长的 9 倍　　C. 肠管相对较长

D. 肠管活动较差　　　　E. 肠管固定较差

40. 吸吮功能的发育迟于吞咽功能。早产婴儿不能协调（　　）的动作，哺乳时易发生呛咳。

A. 发音　　　　　　　B. 呼吸　　　　　　　　C. 说话

D. 吸吮　　　　　　　E. 吞咽

41. 提倡母乳喂养，从肠道吸收功能的角度其优势是（　　）。

A. 母乳中乳糖多、蛋白质少

B. 母乳中有脂肪和多不饱和脂肪酸，有利于吸收

C. 母乳富含淀粉

D. 母乳中乳糖少、蛋白质多，促使大肠杆菌增多

E. 母乳能抑制大肠杆菌生长

42. 营养状况的评价包括（　　）。

A. 膳食调查 　　　　　B. 体格生长的测量 　　　　　C. 亲子关系测量

D. 实验室的检查 　　　E. 家境调查

43. 促进婴幼儿神经系统发育的全面营养包括（　　）。

A. 蛋白质 　　　　　　B. 维生素 　　　　　　　　　C. 氨基酸

D. 多不饱和脂肪酸 　　E. 微量元素

44. 平衡膳食包括（　　）。

A. 热能平衡 　　　　　B. 品种多样 　　　　　　　　C. 比例适当

D. 符合营养学的烹饪方式 　E. 饮食定量

45. 佳佳 30 个月，育婴员需要提供的每天膳食由（　　）组成。

A. 配方奶 500 mL、蛋 1 个

B. 蛋 0.5 个、鱼泥 100 g

C. 苹果 100 g、蔬菜 100 g、面条 50 g、豆腐 100 g

D. 肉末 100 g、米饭 100 g

E. 香蕉 50 g、青菜 100 g、豆腐 50 g

46. 补充食物的添加原则包括（　　）。

A. 从少到多 　　　　　　　　　　　　B. 从稀到稠

C. 习惯一种后再添加新的食物 　　　　D. 从细到粗

E. 以上都不对

47. 睡眠状态下人对外界刺激缺乏（　　），处于相对静止状态，但可被唤醒。

A. 认识 　　　　　　　B. 感觉 　　　　　　　　　　C. 理解

D. 反应 　　　　　　　E. 知道

48. 人处于（　　）时，对自身及周围环境的刺激具有（　　）的感知和相应的反应，这种状态称为（　　）。

A. 清醒　　　　　　B. 有意识　　　　　　C. 觉醒

D. 知觉　　　　　　E. 认知

49. 妨碍婴幼儿睡眠的因素包括（　　）等。

　　A. 看绘本故事　　　　B. 精神过度兴奋　　　　C. 打瞌睡

　　D. 听故事　　　　　　E. 夜间进食过多

50. 婴幼儿的睡眠规律各不相同，（　　）会影响婴幼儿睡眠时间。

　　A. 天气　　　　　　　B. 年龄　　　　　　　　C. 自身气质

　　D. 家庭环境　　　　　E. 大脑皮层的发育情况

51. 不适宜的婴幼儿睡眠环境包括（　　）。

　　A. 刚装修完的儿童房　　　　　　　B. 独用儿童床

　　C. 空调房间　　　　　　　　　　　D. 放满保暖物品如热水袋的小床

　　E. 背阴的房间

52. 照料婴幼儿安静入睡，应（　　）。

　　A. 讲故事，使之兴奋　　　　　　　B. 播放音乐，使之平静

　　C. 只脱外套，以免睡中着凉　　　　D. 排空小便

　　E. 吃饱点心

53. 正常健康婴幼儿熟睡时的表现有（　　）。

　　A. 安静不哭吵　　　　　　　　　　B. 需要不断哄和拍

　　C. 呼吸平稳　　　　　　　　　　　D. 有时出现微笑、皱眉等小表情或动眼

　　E. 头部额部有微汗

54. 婴幼儿睡眠时出现（　　），应找寻原因，必要时去医院诊治。

　　A. 头部额部有微汗　　B. 哭吵不停　　　　　　C. 呼吸急促，翻动不安

　　D. 需要不断哄和拍　　E. 偶尔哭吵

55. 婴幼儿阶段感知觉处于迅速发展时期，（　　）有利于婴幼儿学习控制大小便。

　　A. 看到排泄物　　　　B. 听到排泄声音　　　　C. 感到内急

　　D. 嗅到臭味　　　　　E. 区分来人熟悉与否

56. 训练婴幼儿大小便需要注意（　　）。

A. 定时喂养

B. 细心观察，及时帮助排便

C. 强制要求定时排便

D. 可以在固定时间引导婴幼儿排大便

E. 及时回应婴幼儿提出的排便要求

57. 通过婴幼儿（　　），可以判断大小便有无异常。

A. 大小便的数量　　　　　B. 大小便的颜色　　　　　C. 排便的次数

D. 在何时排便　　　　　　E. 大小便的气味

58. 无尿是（　　）的常见症状。

A. 腹泻导致的脱水　　　　　　　　B. 急性泌尿道梗阻

C. 最严重的肾脏疾病和肾功能不全　　　D. 重度休克

E. 感冒

59. 排尿困难和尿潴留是（　　）等疾病的常见症状。

A. 胃炎　　　　　　　　　B. 膀胱结石　　　　　　　C. 尿道结石

D. 膀胱颈挛缩　　　　　　E. 肺炎

60. 尿液异常常见的有（　　）。

A. 脓尿　　　　　　　　　B. 血尿　　　　　　　　　C. 蛋白尿

D. 糖尿　　　　　　　　　E. 乳糜尿

61. 持续的蛋白尿应考虑肾脏器质性病变，如（　　）。

A. 慢性肾小球肾炎　　　　B. 膀胱炎　　　　　　　　C. 新生儿常见病

D. 急性肾小球肾炎　　　　E. 肾病综合征

62. 观察婴幼儿大便异常，需要注意其（　　）。

A. 进食情况　　　　　　　B. 服药情况　　　　　　　C. 大便颜色

D. 大便外观，如有无泡沫　E. 大便气味

63. 大便中颜色异常的情况有大便（　　）。

A. 绿色，多为肠道胃炎症　　　　　　B. 泡沫多，多为肠道粘连

C. 灰白色，多为肠道阻塞　　　　　　D. 黑色，为胃肠道上部出血

E. 红色带脓，可能是肠道感染或细菌性痢疾

64. 新生儿大便的正常情况包括（　　　）。

　　A. 黄色或金黄色　　　　　B. 稍有酸味，但不臭　　　C. 黏糊状

　　D. 泡沫状　　　　　　　　E. 有大量奶瓣（乳凝块）

65. 新生儿出现（　　　）大便，很可能是腹泻。

　　A. 泡沫状　　　　　　　　B. 水样　　　　　　　　　C. 血样

　　D. 绿色　　　　　　　　　E. 有大量奶瓣（乳凝块）

66. 粪便在大肠中停留时间（　　　），水分被吸收（　　　），大便也（　　　），越不容易排出。

　　A. 越干　　　　　　　　　B. 越短　　　　　　　　　C. 越久

　　D. 越多　　　　　　　　　E. 越少

67. 婴幼儿腹泻，较多是由于细菌污染了（　　　）。

　　A. 奶具、餐具　　　　　　B. 饮用水　　　　　　　　C. 手

　　D. 食物　　　　　　　　　E. 牛奶

68. 婴幼儿腹泻的护理要点包括（　　　）。

　　A. 口服糖盐水　　　　　　B. 涂抹护臀膏　　　　　　C. 加强户外运动

　　D. 加强消毒　　　　　　　E. 防止脱水

69. 以下关于传染病的观点，正确的是（　　　）。

　　A. 传染病是可以预防的　　　　　　B. 注意隔离

　　C. 预防为主　　　　　　　　　　　D. 防治结合

　　E. 注意宣传

70. 控制传染病的流行必须注意的3个环节是（　　　）。

　　A. 切断传播途径　　　　　B. 保护易感人群　　　　　C. 保护儿童

　　D. 加强户外运动　　　　　E. 控制传染源

71. 切断传染途径，就是对（　　　）进行消毒。

　　A. 眼泪　　　　　　　　　B. 呕吐物　　　　　　　　C. 大便

　　D. 小便　　　　　　　　　E. 食物

72. 适宜日光暴晒的物品有（　　　）。

A. 被褥　　　　　　　　B. 床垫　　　　　　　　C. 衣被

D. 玩具　　　　　　　　E. 书籍

73. 属于化学消毒剂的有（　　　）。

A. 洗洁精　　　　　　　B. 新洁尔美　　　　　　C. 碘伏

D. 乙醇　　　　　　　　E. 过氧乙酸

74. 所有的消毒剂在使用前需要了解其（　　　）。

A. 生产日期　　　　　　B. 卫生许可证　　　　　C. 性质和特点

D. 配比要求　　　　　　E. 有效期

75. 喷雾适用于（　　　）消毒。

A. 室内空气　　　　　　B. 被褥　　　　　　　　C. 居室表面

D. 用具　　　　　　　　E. 家具表面

76. 擦拭是生活中常用的消毒方法，具有（　　　）作用。

A. 洗净　　　　　　　　B. 清洁　　　　　　　　C. 灭菌

D. 消毒　　　　　　　　E. 清洗

77. 传播传染病的细菌或病毒不是直接引起发病，而是经历（　　　），然后发病。

A. 延迟　　　　　　　　B. 生长期　　　　　　　C. 繁殖期

D. 检疫期　　　　　　　E. 潜伏期

78. 加强婴幼儿生活环境的清洁和消毒，主要原因是婴幼儿（　　　）。

A. 呼吸道黏膜薄弱　　　　　　　　　B. 免疫能力较低

C. 容易受到有害化学物质的影响　　　D. 易受细菌病毒感染

E. 对外界环境的刺激适应性较差

79. 婴幼儿身体清洁的目的主要是（　　　）。

A. 促进皮肤排泄作用　　B. 防止滋生细菌　　　　C. 使其更加美丽

D. 便于皮肤生长　　　　E. 更好地调节体温

80. 婴幼儿的皮肤，尤其是褶皱处需要细心护理，包括（　　　）等。

A. 腹股沟、阴囊处　　　B. 下巴、颈部　　　　　C. 背部

D. 腋下　　　　　　　　E. 手心、指缝

日常生活保健与护理

一、判断题（将判断结果填入括号中。正确的填"√"，错误的填"×"）

1. 由于婴幼儿语言能力已经发展，因此婴幼儿在日常生活中的异常情况，只要根据他们的语言讲述判断即可。　　　　　　　　　　　　　　　　　　　　　　（　　）

2. 晨间检查时，育婴员需要细心观察婴幼儿精神状态、行动、面色、肤色、鼻腔、口腔、呼吸和有无皮疹，尽早发现异常情况，及时进行治疗。　　　　　　　　（　　）

3. 婴幼儿的精神状态是反映病情轻重的重要指标。　　　　　　　　　　　（　　）

4. 通过预防接种使婴幼儿自身产生对一些疾病的免疫力，可以控制疾病的发生。（　　）

5. 婴幼儿生病时不能打预防针。　　　　　　　　　　　　　　　　　　　　（　　）

6. 婴幼儿营养性疾病是婴幼儿营养素摄入过量导致的疾病。　　　　　　　（　　）

7. 佝偻病是一种婴幼儿常见的营养过量性疾病，由于维生素 D 过量，引起体内钙磷代谢紊乱和骨骼发育异常，严重影响婴幼儿健康。　　　　　　　　　　　　（　　）

8. 佝偻病的预防从胎儿开始，应及早向家长宣传佝偻病的病因、加强营养和正确使用维生素 D 的方法，指导家长实施。　　　　　　　　　　　　　　　　　　（　　）

9. 太阳光中的紫外线可以使人体皮肤组织中的 7-脱氢胆固醇转变成维生素 D 促进钙的吸收。　　　　　　　　　　　　　　　　　　　　　　　　　　　　　　　（　　）

10. 婴幼儿缺铁性贫血主要是由于生长发育过快所致。　　　　　　　　　　（　　）

11. 婴幼儿营养不良时，必定智力发育迟缓。　　　　　　　　　　　　　　（　　）

12. 避免孩子营养不良，最好的办法是积极做好治疗。　　　　　　　　　　（　　）

13. 单纯性肥胖症还会造成婴幼儿难以克服的心理行为损伤，使婴幼儿的自尊心、自信心受到严重损伤，压抑婴幼儿潜能发育，对婴幼儿的性格塑造、气质培养、习惯养成造成破坏性的负面影响。　　　　　　　　　　　　　　　　　　　　　　　　　（　　）

14. 婴幼儿每个年龄阶段都有标准体重，建议使用体重法监测单纯性肥胖症。（　　）

15. 预防单纯性肥胖症需要合理地安排膳食，定时定量，养成婴幼儿良好的生活习惯和进食习惯。　　　　　　　　　　　　　　　　　　　　　　　　　　　　（　　）

16. 在婴幼儿时期，也有缺少维生素或微量元素引起的营养素缺乏性病症，如碘缺乏等。（　　）

17. 婴幼儿呼吸道疾病主要是肺炎。（　　）

18. 上呼吸道感染主要指急性扁桃体炎，是婴幼儿的常见病、多发病。（　　）

19. 哮喘是一种慢性呼吸道疾病，极易反复发作，多数患儿有过敏史和家族史。（　　）

20. 婴幼儿常见消化道疾病是指腹泻。（　　）

21. 秋季腹泻主要是由轮状病毒感染引起的，多发于每年 9—11 月，发病者多为 4 岁以下尤其是半岁内的婴幼儿。（　　）

22. 肠套叠多见于 2 个月左右的婴儿，被套入的肠子血液供应受到阻碍会引起疼痛，时间过长可能发生坏死。（　　）

23. 婴儿发生肠套叠，如果盲目按揉，可能造成套入部位加深，加重病情。（　　）

24. 新生儿呕吐的原因是多种多样的，首先要搞清楚引起呕吐的原因，针对不同的原因进行不同的处理。（　　）

25. 急性传染病是婴幼儿死亡的一个重要原因，有些病会留下后遗症或致终身残疾。（　　）

26. 麻疹是由麻疹病毒引起的急性消化道传染病。（　　）

27. 1 岁以下是水痘的高发期，而且水痘容易传，因此家庭护理非常重要。（　　）

28. 腮腺炎只发生在冬春季。（　　）

29. 流行性腮腺炎容易并发脑炎，还可能并发肾炎、睾丸炎、胰腺炎。（　　）

30. 由于腮腺炎患儿运动困难，因此最好吃流质或半流质的食物，并要注意营养，以利于身体恢复健康。（　　）

31. 预防百日咳的主要方法是接种百日咳病毒。（　　）

32. 脊髓灰质炎俗称小儿麻痹症，可以通过空气、飞沫来传播病毒。（　　）

33. 通过注射肝炎免疫球蛋白，可以使机体暂时获得免疫力，从而预防传染性肝炎。（　　）

34. 手足口病是由病毒引起的疾病，多数在夏秋季出现。（　　）

35. 夜惊是因为做噩梦受到惊吓，婴幼儿的睡眠生理过程发生了问题，不能正常地从深

睡眠转为浅睡眠。　　　　　　　　　　　　　　　　　　　　　　　　（　　）

36. 婴幼儿高热惊厥发病率较高，多见于 3 个月至 3 岁的婴幼儿。（　　）

37. 湿疹的表现主要是皮疹。（　　）

38. 尿布疹只发生在 1 个月的新生儿身上。（　　）

39. 父母或抚养人的心理忽视是婴幼儿吮手指的主要原因。（　　）

40. 咬指甲多见于 3～6 岁幼儿，此行为可持续到成年，常在情绪紧张时出现。（　　）

41. 咬指甲可能引起消化道疾病和皮肤感染。（　　）

42. 屏气发作又称呼吸暂停症，为婴幼儿时期的一种呼吸方面的生理异常。（　　）

43. 习惯性擦腿是指婴幼儿摩擦会阴部（外生殖器区域）的习惯动作。（　　）

44. 当发现婴幼儿正在擦腿时，应立即设法使用药物，以维持擦腿动作。（　　）

45. 暴怒发作多见于 18 个月至 3 岁的幼儿，表现为某些要求得不到满足时就发生剧烈的情绪变化，行为激烈。（　　）

46. 在我国，意外伤害是造成婴幼儿死亡的首位原因。意外伤害除了对婴幼儿身体、心理造成伤害以外，也给家庭、社会带来沉重负担。（　　）

47. 3 岁以内的婴幼儿发生意外主要是在家庭以外的场所。（　　）

48. 育婴员操作不规范同样容易引起婴幼儿意外伤害。（　　）

49. 婴幼儿发生意外后，育婴员只要在第一时间给家长打电话即可。（　　）

50. 根据伤害轻重程度，婴幼儿意外伤害可分为四类。（　　）

51. 婴幼儿发生意外，抢救时要尽量预防和减少并发症的出现，若遗留残疾，将带来终生不幸。（　　）

52. 出血保留在体腔或组织内，称为内出血，常见于脑内、胸腔或腹腔的损伤。由于看不见出血，容易被忽视。因此内出血往往较外出血更为严重，更可能威胁孩子的生命。（　　）

53. 婴幼儿发生急性损伤时，出现血压下降、心率加快、脉搏微弱、全身无力、皮肤潮冷、苍白或发绀、静脉萎陷、尿量减少、烦躁不安、反应迟钝、神志模糊甚至昏迷，即发生休克。（　　）

54. 表皮擦伤，以肘部、手掌和膝关节处为多见，必须到医院处理。（　　）

55. 由于关节发育尚不成熟、关节韧带松弛、结构不稳定，婴幼儿关节脱位明显比成人多。 （　　）

56. 一旦发生骨折，首先要观察婴幼儿的全身情况，注意有无创伤出血或内出血、有无昏迷现象、呼吸道是否阻塞等，然后对局部再予以处理。 （　　）

57. 婴幼儿发生骨折后，如果呼吸、心跳正常，神志清醒，需经止血、包扎、搬运后方可固定。 （　　）

58. 一旦发生婴幼儿误服药物，要尽快弄清楚在什么时间、误服了什么药物和服用的大体剂量，以便就医时提供详细情况。 （　　）

59. 发现婴幼儿气管有异物，如不在可视范围内无法即刻取出，可采取拍背法或推腹法急救。 （　　）

60. 婴幼儿的会厌软骨已经发育成熟，当婴幼儿吃一些圆滑的食物时，会厌软骨来不及盖住气管，使食物滑到气管里，发生气管异物。 （　　）

61. 日常生活中，不要追着孩子喂食，孩子进食时也不能边玩边吃，其理由是预防异物进入气管。 （　　）

62. 婴幼儿玩弄电器、用湿手摸电源开关、摸灯口等会导致触电。 （　　）

63. 把触电者拉出来是急救的第一步。 （　　）

64. 溺水儿童现场得救后，就没有事了，无须迅速送医院进一步抢救治疗。 （　　）

65. 溺水儿童现场急救时，需要先倒出呼吸道内的积水。 （　　）

66. 交通事故是造成儿童意外伤害的重要原因。 （　　）

67. 跌伤出现血肿，可以用热敷缓解。 （　　）

68. 气管异物也是五官发生意外中的一种。 （　　）

69. 异物进入眼睛，可以用眼药水把异物取出，无须去医院就诊。 （　　）

70. 一旦发生烧烫伤，首先要解开衣裤。 （　　）

71. 狂犬病十分险恶，治愈率低，一旦发病死亡率极高。 （　　）

72. 被狗咬伤，伤口较大、出血较多时，应先挤血，再止血。 （　　）

73. 婴幼儿长期接触铅，会造成智力低下、生长发育快速。 （　　）

74. 铅的非自然来源主要是工业上的铅排放。 （　　）

75. 食物中的铅不仅存在于食物本身，也可能存在于保存食物的盛具中。　　　　（　　）

76. 适当补充含钙、铁和锌的食物，有利于减少铅的摄入。　　　　　　　　　（　　）

二、单项选择题（选择一个正确的答案，将相应的字母填入题内的括号中）

1. 婴幼儿年龄较小，（　　）不强，需要育婴员早发现，才能做到早治疗。在日常生活中，育婴员需要辨别婴幼儿啼哭及其原因。

　　A. 语言表达能力　　　　　　　　　　B. 运动能力

　　C. 听力　　　　　　　　　　　　　　D. 想象能力

2. 婴幼儿年龄较小，语言表达能力不强，需要育婴员早发现，才能做到早治疗。在日常生活中，育婴员需要辨别婴幼儿（　　）及其原因。

　　A. 呼吸　　　　　B. 啼哭　　　　　C. 表达　　　　　D. 进食

3. 晨间检查时，育婴员需要细心观察婴幼儿的精神状态、行动、面色、肤色、鼻腔、口腔、呼吸和有无皮疹，尽早发现（　　）情况，及时进行治疗。

　　A. 正常　　　　　B. 异常　　　　　C. 发热　　　　　D. 腹痛

4. 婴幼儿的精神状态是反映（　　）的重要指标。

　　A. 语言能力　　　B. 运动能力　　　C. 灵活与否　　　D. 病情轻重

5. 婴幼儿发热时（　　）的常用方法有冰袋降温和酒精擦浴。

　　A. 化学降温　　　B. 生物降温　　　C. 物理降温　　　D. 自然降温

6. 婴幼儿发热时物理降温的常用方法有（　　）降温和酒精擦浴。

　　A. 布袋　　　　　B. 热水袋　　　　C. 方便袋　　　　D. 冰袋

7. 通过（　　）可以使婴幼儿自身产生对一些传染病的免疫力，控制传染病的发生。

　　A. 注射　　　　　B. 预防接种　　　C. 服药　　　　　D. 宣传

8. 通过预防接种可以使婴幼儿自身产生对一些（　　）的免疫力。

　　A. 肝炎　　　　　B. 肺炎　　　　　C. 传染病　　　　D. 细菌

9. 预防接种是将异物注入人体，一些接种者会出现（　　），即疫苗接种副反应。

　　A. 良性反应　　　B. 积极反应　　　C. 消极反应　　　D. 不良反应

10. 婴幼儿营养性疾病是婴幼儿营养素摄入（　　）导致的疾病。

　　A. 过量或比例不当　　　　　　　　　B. 过量、不足或比例不当

C. 不足或比例不当　　　　　　　　　　　D. 比例不当

11. （　　）和合理喂养是预防营养性疾病的重要措施。

A. 加强运动　　　　B. 增强体质　　　　C. 补充营养品　　　　D. 合理饮食

12. 合理饮食和合理喂养是（　　）营养性疾病的重要措施。

A. 治疗　　　　　　B. 保证　　　　　　C. 预防　　　　　　D. 发现

13. 婴幼儿学步后出现（　　），或出现多汗、睡眠不安的体征时就要引起重视，可能是佝偻病。

A. O、X 形手　　　B. O、X 形腿　　　C. 爱哭　　　　　　D. 多话

14. 婴幼儿学步后出现 O、X 形腿，或出现多汗、睡眠不安的体征时就要引起重视，可能是（　　）。

A. 贫血　　　　　　B. 肠胃炎　　　　　C. 佝偻病　　　　　D. 智力低下

15. 预防佝偻病应及早向家长宣传其病因、加强营养和正确服用（　　）的方法，指导家长实施。

A. 维生素 A　　　　B. 维生素 B　　　　C. 维生素 C　　　　D. 维生素 D

16. 冬季不能隔着玻璃晒太阳，这是因为（　　）。

A. 热量不足　　　　　　　　　　　　　　B. 大部分紫外线被玻璃吸收

C. 通风不够　　　　　　　　　　　　　　D. 不能看到窗外的景色

17. 营养性缺铁性贫血是儿童贫血中最常见的一种类型，尤以（　　）婴幼儿的发病率最高。

A. 3 个月至 6 个月　　　　　　　　　　　B. 6 个月至 1 岁

C. 6 个月至 2 岁　　　　　　　　　　　　D. 2 个月至 2 岁

18. （　　）是儿童贫血中最常见的一种类型，尤以婴幼儿的发病率最高。

A. 肥胖症　　　　　　　　　　　　　　　B. 佝偻病

C. 营养不良　　　　　　　　　　　　　　D. 营养性缺铁性贫血

19. 长期腹泻、消化道畸形、肠吸收不良等引起（　　）时也可能导致缺铁性贫血。

A. 铁的吸收障碍　　　　　　　　　　　　B. 钙的吸收障碍

C. 铁的消化吸收　　　　　　　　　　　　D. 微量元素的消化吸收

20. 长期腹泻、消化道畸形、肠（　　）等引起铁的吸收障碍时也可能导致缺铁性贫血。

    A. 吸收较好　　　　B. 吸收不良　　　　C. 储存　　　　D. 全部消耗

21. 婴幼儿营养不良时，常表现为面色、睑结膜苍白，厌食，消瘦，皮下脂肪少，肌肉松弛，头发干枯，（　　），智力发育迟缓。

    A. 体重不增长　　　B. 体重快速增长　　C. 超重　　　　D. 贫血

22. 避免孩子营养不良，最好的办法是积极做好预防，即通过饮食的合理搭配实现（　　）。

    A. 维生素平衡　　　　　　　　　　B. 矿物质平衡

    C. 营养摄取平衡　　　　　　　　　D. 营养摄取符合孩子的爱好

23. 摄入营养过剩，又缺乏适宜的体育锻炼，使摄入的热量（　　）消耗量，剩余的热量就转化成脂肪堆积在体内，引起肥胖。

    A. 超过　　　　　　B. 等于　　　　　　C. 小于　　　　D. 不多于

24. 单纯性肥胖症是目前婴幼儿期比较严重的（　　）。

    A. 健康问题　　　　　　　　　　　B. 社会问题

    C. 健康问题和社会问题　　　　　　D. 健康问题和心理问题

25. 婴幼儿期单纯性肥胖症是成人期肥胖、（　　）、糖尿病、代谢综合征的危险因素。

    A. 心脑血管疾病　　B. 胃病　　　　　　C. 肝炎　　　　D. 骨质疏松

26. 婴幼儿期单纯性肥胖症是成人期肥胖、心脑血管疾病、糖尿病、代谢综合征的（　　）因素。

    A. 非典型　　　　　B. 安全　　　　　　C. 危险　　　　D. 典型

27. 婴幼儿每个年龄阶段都有标准体重，建议使用（　　）监测单纯性肥胖症。

    A. 体重法　　　　　B. 身高别体重法　　C. 身高法　　　D. 体重别身高法

28. 预防单纯性肥胖症需要合理安排膳食，（　　），养成婴幼儿良好的生活习惯和进食习惯。

    A. 定时　　　　　　B. 定量　　　　　　C. 定时定量　　D. 定餐点品种

29. 对单纯性肥胖症的婴幼儿，育婴员可以根据其年龄特点设计一些安全、有趣味性、能够（　　）的运动项目。

A. 减少脂肪   B. 增加脂肪   C. 减少糖分   D. 减少热量

30. 对单纯性肥胖症的婴幼儿，育婴员可以根据其年龄特点设计一些安全、有趣味性、能够减少脂肪的（   ）项目。

A. 活动   B. 运动   C. 娱乐   D. 游戏

31. 在婴幼儿时期，甲状腺肿大、生长发育迟缓、身材矮小、智力低下、出现语言和听力障碍，这是典型的（   ）造成的。

A. 碘缺乏   B. 钙缺乏   C. 铁缺乏   D. 锌缺乏

32. 在婴幼儿时期，皮肤干燥、角膜溃疡、夜盲畏光，这是缺少（   ）造成的。

A. 维生素 A   B. 维生素 B   C. 维生素 C   D. 维生素 D

33. 婴幼儿呼吸道（非传染性）疾病包括上呼吸道感染、气管炎、支气管炎、肺炎、（   ）等。

A. 肠胃炎   B. 肝炎   C. 哮喘   D. 流行性腮腺炎

34. 急性上呼吸道感染未得到控制，（   ）蔓延可发展为急性气管炎、支气管炎，甚至肺炎。

A. 向下   B. 向上   C. 无   D. 有

35. 婴幼儿感冒有发烧咳嗽症状时，应以服用清热解毒、（   ）的中药为主。

A. 抗感冒   B. 止咳化痰   C. 抗生素   D. 补充体液

36. 婴幼儿感冒有发烧咳嗽症状时，合并了细菌感染，可以在医生指导下服用（   ）。

A. 抗感冒药物   B. 止咳化痰药物   C. 抗生素   D. 补充体液药物

37. 哮喘是一种（   ）呼吸道疾病，极易反复发作。

A. 短期   B. 长期   C. 急性   D. 慢性

38. 哮喘是一种慢性呼吸道疾病，极易反复发作，多数患儿有（   ）和家族史。

A. 贫血   B. 腹泻   C. 过敏史   D. 心脏病

39. 婴幼儿常见消化道疾病有（   ）、呕吐和腹痛。

A. 腹泻   B. 胃痛   C. 肝炎   D. 细菌性痢疾

40. 秋季腹泻多发于每年（   ）月，发病者多为 4 岁以下尤其是半岁内的婴幼儿。

A. 1—3   B. 4—9   C. 9—11   D. 8—12

41. 婴幼儿的（　　）较差，患阑尾炎时很容易发生穿孔。

　　A. 免疫功能　　　　B. 消化功能　　　　C. 运动功能　　　　D. 心肺功能

42. 婴幼儿的免疫功能较差，患（　　）时很容易发生穿孔。

　　A. 腹泻　　　　　　B. 肠虫症　　　　　C. 阑尾炎　　　　　D. 肠套叠

43. 肠套叠多见于（　　）个月左右的婴儿，被套入的肠子血液供应受到阻碍会引起疼痛，时间过长可能发生坏死。

　　A. 2　　　　　　　B. 6　　　　　　　C. 12　　　　　　　D. 15

44. （　　）多见于 6 个月左右的婴儿，被套入的肠子血液供应受到阻碍会引起疼痛，时间过长可能发生坏死。

　　A. 肠虫症　　　　　B. 阑尾炎　　　　　C. 肠套叠　　　　　D. 腹泻

45. 婴儿发生（　　），如果盲目按揉，可能造成肠子套入部位加深，加重病情。

　　A. 肠套叠　　　　　B. 腹痛　　　　　　C. 腹泻　　　　　　D. 胃炎

46. 新生儿呕吐的原因是多种多样的，最多见的是由于喂养不当而出现的（　　）。

　　A. 溢奶或腹泻　　　B. 溢奶或呕吐　　　C. 腹泻或呕吐　　　D. 肠套叠或呕吐

47. 如果婴儿出现溢奶，应注意喂奶（　　）、喂奶量不要过大。

　　A. 次数不要过少　　　　　　　　　　B. 次数维持不变

　　C. 次数不要过多　　　　　　　　　　D. 次数适当增加

48. 如果婴儿出现溢奶，应注意喂奶次数不要过多、（　　）。

　　A. 饮水量不能过大　　　　　　　　　B. 喂奶量维持

　　C. 喂奶量不能过小　　　　　　　　　D. 喂奶量不能过大

49. 急性传染病是婴幼儿（　　）的一个重要原因，有些病会留下后遗症或致终身残疾。

　　A. 致残　　　　　　B. 死亡　　　　　　C. 生病　　　　　　D. 健康

50. 急性传染病是婴幼儿死亡的一个重要原因，有些病会留下（　　）。

　　A. 并发症　　　　　B. 残疾　　　　　　C. 疤痕　　　　　　D. 后遗症

51. 麻疹是由麻疹（　　）引起的急性呼吸道传染病。

　　A. 病毒　　　　　　B. 细菌　　　　　　C. 真菌　　　　　　D. 霉菌

52. 3～4 岁是水痘的高发期，而且（　　），因此家庭护理非常重要。

    A. 不易传染　　　　　B. 容易传染　　　　　C. 不传染　　　　　D. 有条件传染

53. 水痘不是一定会得的病，（　　）有良好的预防效果。

    A. 隔离病人　　　　　　　　　　　　B. 隔离用品

    C. 给患儿注射疫苗　　　　　　　　　D. 注射抗生素

54. 水痘接触者需要观察（　　）天。

    A. 7　　　　　　　　B. 14　　　　　　　　C. 21　　　　　　　　D. 28

55. 腮腺炎可能在（　　）发病。

    A. 冬春季　　　　　B. 夏秋季　　　　　C. 四季　　　　　D. 春秋季

56. 腮腺炎四季均可能发病，主要发生在（　　）。

    A. 冬春季　　　　　B. 春夏季　　　　　C. 夏秋季　　　　　D. 秋冬季

57. 流行性腮腺炎容易并发脑炎，还可能并发肾炎、（　　）、胰腺炎。

    A. 睾丸炎　　　　　B. 胃炎　　　　　C. 肝炎　　　　　D. 心肌炎

58. 因为腮腺炎患儿吞咽困难，所以最好吃（　　），并要注意营养，以利于身体恢复健康。

    A. 流质食物　　　　　　　　　　　B. 半流质食物

    C. 流质或半流质食物　　　　　　　D. 粥

59. 百日咳是由百日咳杆菌引起的急性（　　）传染病，多流行于冬春季。

    A. 消化道　　　　　B. 心血管　　　　　C. 泌尿道　　　　　D. 呼吸道

60. 百日咳是由百日咳杆菌引起的急性呼吸道传染病，多流行于（　　）。

    A. 冬春季　　　　　B. 夏秋季　　　　　C. 四季　　　　　D. 春秋季

61. 预防百日咳的主要方法是预防接种，接种百日咳（　　）。

    A. 疫苗　　　　　B. 细菌　　　　　C. 病毒　　　　　D. 病菌

62. 密切接触百日咳患儿的人需要（　　）21 天。

    A. 医学隔离　　　　　B. 医学治疗　　　　　C. 医学观察　　　　　D. 医学预防

63. 脊髓灰质炎俗称（　　），是脊髓灰质炎病毒引起的小儿急性传染病。

    A. 大嘴巴　　　　　B. 小儿麻痹症　　　　　C. 流脑　　　　　D. 乙脑

64. 传染性肝炎可以通过接触，从一个病人（　　）地传染给另一个人，造成肝炎流行。

　　A. 直接　　　　　　B. 直接或间接　　　　C. 间接　　　　　　D. 接触

65. 细菌性痢疾简称菌痢，是由（　　）引起的常见肠道传染病。

　　A. 痢疾杆菌　　　B. 痢疾细菌　　　　C. 痢疾病毒　　　　D. 菌痢病毒

66. 细菌性痢疾简称菌痢，是由痢疾杆菌引起的常见（　　）传染病。

　　A. 消化道　　　　B. 泌尿道　　　　　C. 呼吸道　　　　　D. 肠道

67. 手足口病发病初期出现类似（　　）的症状，持续发烧 4～5 天，手掌、脚掌、臀部出现皮疹或水疱，口腔内出现溃疡。

　　A. 腹泻　　　　　B. 感冒　　　　　　C. 头痛　　　　　　D. 皮疹

68. 手足口病发病初期出现类似感冒的症状，持续发烧 4～5 天，手掌、脚掌、臀部出现（　　），口腔内出现溃疡。

　　A. 皮疹或水疱　　B. 皮疹　　　　　　C. 出血　　　　　　D. 水疱

69. 夜惊是因为婴幼儿的（　　）发生了问题，不能正常地从深睡眠转为浅睡眠。

　　A. 睡眠生理过程　B. 消化过程　　　　C. 呼吸过程　　　　D. 运动过程

70. 婴幼儿高热惊厥发病率较高，多见于（　　）的婴幼儿。

　　A. 3 个月至 3 岁　B. 6 个月至 6 岁　C. 6 个月至 3 岁　D. 6 个月至 2 岁

71. 湿疹是婴幼儿常见病，多在出生（　　）个月左右发生。

　　A. 1　　　　　　B. 6　　　　　　　C. 12　　　　　　　D. 36

72. 大多数湿疹患儿已有（　　），再遇到过敏物质刺激诱发湿疹。

　　A. 先天性过敏体质　　　　　　　　　B. 后天性过敏体质

　　C. 先天性湿疹体质　　　　　　　　　D. 先天性心脏病

73. 湿疹的表现主要是（　　）。

　　A. 瘙痒　　　　　B. 溃烂　　　　　　C. 皮疹　　　　　　D. 脱皮

74. 湿疹的常见发疹部位是（　　）、颈部、腋下等。

　　A. 双手　　　　　B. 双腿　　　　　　C. 面颊部　　　　　D. 手心

75. 尿布疹多见于（　　）个月以内的婴儿。

A. 1   B. 6   C. 12   D. 18

76. 婴儿常在饥饿时吮吸手指以求安慰，环境中引起婴儿（　　）的因素会促进吮手指的形成。

A. 害怕   B. 害怕和孤独   C. 担心   D. 孤独和担心

77. 吮手指严重的婴幼儿会形成（　　）畸形。

A. 指甲   B. 嘴唇   C. 食指   D. 手指

78. 吮手指严重的婴幼儿会形成手指畸形，也可能继发（　　）寄生虫感染。

A. 肠道   B. 呼吸道   C. 消化道   D. 泌尿道

79. 咬指甲常在幼儿（　　）时出现。

A. 情绪紧张   B. 情绪放松   C. 情绪忧郁   D. 情绪高涨

80. 有时父母或周围人员有咬指甲行为，幼儿也会（　　）而形成习惯。

A. 拒绝   B. 效仿   C. 否定   D. 观望

81. 咬指甲会引起消化道疾病和（　　）。

A. 胃炎   B. 便秘   C. 心脏病   D. 肠寄生虫病

82. 屏气发作又称呼吸暂停症，为婴幼儿时期的一种呼吸方面的（　　）异常。

A. 身体   B. 行为   C. 举止   D. 生理

83. 矫治屏气发作应以解除引起（　　）和冲突发生的因素为主，坚持正确的家庭教育原则。

A. 精神紧张   B. 精神放松   C. 精神忧郁   D. 精神高涨

84. 矫治屏气发作应注意对婴幼儿不过度溺爱，也不宜简单粗暴，应耐心说服教育，尽可能减少（　　）。

A. 摩擦   B. 冲突   C. 交流   D. 交谈

85. 习惯性擦腿是指婴幼儿摩擦（　　）的习惯动作。

A. 小腿   B. 大腿内侧   C. 外生殖器区域   D. 手掌

86. 习惯性擦腿最早见于6个月左右婴儿，但多数为（　　）以上的幼儿。

A. 6个月   B. 1岁   C. 2岁   D. 3岁

87. 当发现婴幼儿正在擦腿时，应立即设法将其注意力（　　）到其他方面，以中止擦腿动作。

　　A. 转移　　　　　　B. 维持　　　　　　C. 集中　　　　　　D. 利用

88. 暴怒发作也有少数是由于婴幼儿家庭成员的（　　）"榜样"作用造成的，婴幼儿辨别是非能力不强，学得脾气暴躁。

　　A. 正面　　　　　　B. 负面　　　　　　C. 单方面　　　　　D. 双方面

89. 暴怒发作时可采用（　　），对孩子冷处理。

　　A. 暂时隔离法　　　B. 长期隔离法　　　C. 语言交流法　　　D. 说服教育法

90. 暴怒发作时可采用暂时隔离法，对孩子冷处理。这里的暂时隔离法是通过暂时冷淡孩子，促使孩子感受到他人的态度，并对自身行为进行反思的一种（　　）。

　　A. 语言治疗　　　　B. 心理治疗　　　　C. 行为治疗　　　　D. 生理治疗

91. 意外伤害除了对婴幼儿身体、心理造成伤害以外，也给（　　）带来沉重负担。

　　A. 家庭成员　　　　B. 家庭经济　　　　C. 家庭、社会　　　D. 社会经济

92. 婴幼儿年龄越小，危险意识（　　），自我保护能力越差。

　　A. 越差　　　　　　B. 越小　　　　　　C. 越好　　　　　　D. 越高

93. 3 岁以内婴幼儿发生意外主要是在家庭和（　　）。

　　A. 托幼园所　　　　B. 家庭附近　　　　C. 公园　　　　　　D. 马路

94. 当育婴员带婴幼儿到公共场所时，必须考虑到（　　）。

　　A. 时刻跟紧婴幼儿　　　　　　　　　　B. 和家长保持一致

　　C. 外出的安全问题及其处理方法　　　　D. 带齐各类应急用品

95. 由于（　　）是婴幼儿生活的主要场所，因此居家安全检查非常重要。

　　A. 托儿所　　　　　B. 家庭　　　　　　C. 幼儿园　　　　　D. 儿童公园

96. 由于家庭是婴幼儿生活的主要场所，因此（　　）安全检查非常重要。

　　A. 室内设施设备　　B. 家具　　　　　　C. 儿童房　　　　　D. 阳台

97. 婴幼儿意外一旦发生，如果育婴员或家长能够冷静、沉着，迅速采取急救措施，就能够争取时间，（　　）婴幼儿的伤残，甚至挽救他们的生命。

　　A. 增加　　　　　　B. 维持　　　　　　C. 减少　　　　　　D. 消灭

98. 婴幼儿意外一旦发生，需要育婴员或家长能够冷静、沉着，迅速采取（　　），争

取急救的时间。

    A. 急救电话   B. 急救措施   C. 医学治疗   D. 安全转移

99. 若发生迅速危及生命的婴幼儿意外伤害，如触电、外伤大出血、气管异物、误食毒物、车祸等，必须在（   ）争分夺秒地进行抢救，避免死亡。

    A. 事后   B. 现场   C. 医院   D. 送救途中

100. 当婴幼儿发生意外伤害，出现（   ）严重障碍时，必须争分夺秒，立即进行人工呼吸和心脏按压联合起来的急救措施，同时联系急救中心。

    A. 呼吸   B. 呼吸、心跳   C. 出血、心跳   D. 出血、呼吸

101. 由于心跳、呼吸骤停往往互为因果，因此心脏与呼吸复苏应两者（   ）进行，否则复苏难以成功。

    A. 前后   B. 同时   C. 先后   D. 有先有后

102. 由于（   ）、呼吸骤停往往互为因果，因此心脏与呼吸复苏应两者同时进行，否则复苏难以成功。

    A. 出血   B. 疼痛   C. 心跳   D. 骨折

103.（   ）因血管微细，出血后容易凝固而能自行止血。

    A. 动脉   B. 静脉   C. 所有血管   D. 毛细血管

104.（   ）压力很高，会在短时间内造成大量出血，引起休克甚至死亡。

    A. 动脉   B. 静脉   C. 所有血管   D. 毛细血管

105. 婴幼儿因严重的急性损伤，容易出现（   ），需要采取急救处理。

    A. 出血   B. 呼吸停止   C. 休克   D. 恶心

106.（   ）以肘部、手掌和膝关节处为多见，一般可以在家里处理。

    A. 表皮擦伤   B. 扭伤   C. 骨折   D. 脱臼

107. 扭伤后局部不能（   ），以防加重损伤。

    A. 敷药   B. 按摩   C. 清创   D. 止血

108. 急性扭伤常发生于活动较多的（   ），如踝部、腕部和腰部。

    A. 关节   B. 部位   C. 肢端   D. 腿部

109. 由于（   ）发育尚不成熟、关节韧带松弛、结构不稳定，婴幼儿关节脱位明显

比成人多。

    A. 运动   B. 关节   C. 肌肉   D. 骨骼

110. 由于关节发育尚不成熟、关节韧带松弛、结构不稳定，婴幼儿关节脱位明显
（   ）。

    A. 男孩比女孩多   B. 女孩比男孩多   C. 比成人少   D. 比成人多

111. 一旦发生骨折，首先要观察婴幼儿的（   ）情况，然后对局部再予以处理。

    A. 创伤   B. 出血   C. 呼吸   D. 全身

112. 婴幼儿如果（   ），需经止血、包扎、固定后方可搬运。

    A. 呼吸、心跳正常   B. 呼吸正常、神志清醒

    C. 呼吸、心跳正常，神志清醒   D. 神志清醒

113. 一旦发生婴幼儿误服药物，应立即（   ）。

    A. 送医院急救   B. 通知家长   C. 大量喝水   D. 催吐

114. 一旦发生婴幼儿误服药物，正确的处理原则是：迅速排出，减少吸收，（   ），
对症治疗。

    A. 马上喝水   B. 及时服药   C. 及时催吐   D. 及时解毒

115. 一旦发生婴幼儿误服药物，要尽快弄清楚在什么时间、误服了什么药物和服用的
大体剂量，为（   ）提供详细情况。

    A. 家长   B. 老师   C. 医生   D. 育婴员

116. 一旦发生婴幼儿误服药物，要尽快弄清楚误服的（   ），以便就医时提供详细
情况。

    A. 时间和药物名称   B. 药物名称

    C. 时间、药物名称及其剂量   D. 药物名称及其剂量

117. 发现婴幼儿气管有异物，如不在可视范围内无法即刻取出，可采取拍背法或
（   ）急救。

    A. 排腹法   B. 推腹法   C. 推胸法   D. 倒置法

118. 气管、支气管异物大多发生在（   ）中。

    A. 新生儿   B. 学龄前儿童   C. 学龄儿童   D. 老年人

119. 异物进入气管后，气管黏膜受异物刺激而引起（　　），伴有呕吐、口唇发紫和呼吸困难。

　　　A. 出血　　　　　　B. 剧烈的呛咳　　　C. 一般的咳嗽　　　D. 哭闹

120. 异物进入气管后，气管黏膜受异物刺激而引起剧烈的呛咳，伴有呕吐、口唇发紫和呼吸困难，这是气管异物的第一时期，被称为（　　）。

　　　A. 咳嗽期　　　　　B. 炎症期　　　　　C. 安静期　　　　　D. 异物进入期

121. 日常生活中，不要追着孩子喂食，孩子进食时也不能边玩边吃，其理由是预防（　　）。

　　　A. 异物进入气管　　　　　　　　B. 养成不良的饮食习惯

　　　C. 家教不良　　　　　　　　　　D. 没有礼貌

122. 日常生活中，孩子进食时不能（　　），其理由是预防异物进入气管。

　　　A. 边看电视边吃　　B. 边玩边吃　　　C. 挑食　　　　　D. 只吃豆类

123. 婴幼儿玩弄（　　）、用湿手摸电源开关、摸灯口等会导致触电。

　　　A. 玩具　　　　　　B. 电器　　　　　C. 开关　　　　　D. 工具

124. 婴幼儿发生触电后，应（　　），以最快的速度使触电的婴幼儿脱离电源。

　　　A. 切断水源　　　　B. 切断热能　　　C. 切断电源　　　D. 脱掉外衣

125. （　　）是我国1～14岁儿童意外死亡的第一原因。

　　　A. 气管异物　　　　B. 触电　　　　　C. 溺水　　　　　D. 休克

126. （　　）是婴幼儿溺水死亡的主要原因。

　　　A. 喜欢游泳　　　　B. 环境较差　　　C. 尚未成熟　　　D. 无人照看

127. 溺水死亡大多是迅速发生，由于水灌入呼吸道内引起（　　），即刻致死。

　　　A. 出血　　　　　　B. 窒息　　　　　C. 休克　　　　　D. 痉挛

128. 溺水死亡大多是（　　）发生，由于水灌入呼吸道内引起窒息，即刻致死。

　　　A. 迅速　　　　　　B. 缓慢　　　　　C. 逐步　　　　　D. 延迟

129. 溺水儿童现场急救时，即使婴幼儿呼吸、心跳已经停止，仍应（　　），立即进行人工呼吸和体外心脏按压。

　　　A. 坚持抢救　　　　B. 坚持倒水　　　C. 放弃抢救　　　D. 放弃倒水

130. 为避免交通事故发生，不能让婴幼儿单独（　　）逗留。

　　　A. 在家里　　　　　B. 在公园　　　　　C. 在马路上　　　　　D. 在幼儿园

131. 年龄越小，越（　　）因跌落而受伤。

　　　A. 不易　　　　　　B. 容易　　　　　　C. 方便　　　　　　D. 便捷

132. 跌落受伤，较严重的会导致脑震荡、内出血、骨折等，（　　）也十分常见。

　　　A. 瘫痪　　　　　　B. 外伤　　　　　　C. 疼痛　　　　　　D. 窒息

133. 跌伤出现血肿可以用（　　）缓解。

　　　A. 止血　　　　　　B. 服药　　　　　　C. 热敷　　　　　　D. 冷敷

134. 跌伤出现皮肤破裂需要送医院（　　），避免感染。

　　　A. 清创　　　　　　B. 止血　　　　　　C. 消毒　　　　　　D. 服药

135. 异物进入五官，如不及时处理，可能造成（　　）。

　　　A. 难受　　　　　　B. 出血　　　　　　C. 疼痛　　　　　　D. 感染

136. 异物进入婴幼儿食道，不能自行给婴幼儿服用泻药，以免（　　）。

　　　A. 感染　　　　　　　　　　　　　　B. 出血

　　　C. 肠道蠕动亢进　　　　　　　　　　D. 肠道停止蠕动

137. 在给婴幼儿洗澡前，应使用（　　）测试水温，保证水温在 38℃ 左右，避免烫伤婴幼儿。

　　　A. 室温计　　　　　B. 测温计　　　　　C. 湿度计　　　　　D. 体温计

138. 在给婴幼儿洗澡前，应使用测温计测试水温，保证水温在 38℃ 左右，避免（　　）婴幼儿。

　　　A. 烫伤　　　　　　B. 烧伤　　　　　　C. 溺水　　　　　　D. 擦伤

139. 一旦发生烧烫伤，首先要迅速移开（　　）。

　　　A. 衣裤　　　　　　B. 热源　　　　　　C. 水源　　　　　　D. 物体

140. 一旦发生烧烫伤，首先要迅速移开热源，如装热水的各种器具或（　　）。

　　　A. 用具　　　　　　　　　　　　　　B. 含强酸、强碱的溶液

　　　C. 衣裤　　　　　　　　　　　　　　D. 物体

141. （　　）十分险恶，治愈率低，一旦发病死亡率极高。

A. 心脏病   B. 腹泻   C. 狂犬病   D. 哮喘

142. 注射狂犬病疫苗，共需注射（   ）针。

     A. 1   B. 3   C. 5   D. 7

143. 家庭药箱需要配备外用药、内服药和（   ）。

     A. 室温计   B. 测温计   C. 湿度计   D. 体温计

144. 家庭药箱中的药物分为外用药和（   ）。

     A. 感冒药   B. 内服药   C. 退热药   D. 腹泻药

145. 婴幼儿长期接触铅，会造成智力（   ）、生长发育落后。

     A. 提高   B. 维持   C. 低下   D. 改善

146. 婴幼儿长期接触铅，会造成智力低下、生长发育（   ）。

     A. 提高   B. 维持   C. 落后   D. 改善

147. 铅的非自然来源主要是工业和（   ）上的铅排放。

     A. 农业   B. 商业   C. 交通   D. 车辆

148. 食物中含铅高的有爆米花、（   ）。

     A. 鸡蛋   B. 鸭蛋   C. 皮蛋   D. 咸蛋

149. 养成（   ）的习惯，避免铅从消化道中摄入。

     A. 饭后洗手   B. 饭前洗手   C. 便后洗手   D. 便前洗手

150. 养成饭前洗手的习惯，避免铅从（   ）中摄入。

     A. 消化道   B. 泌尿道   C. 呼吸道   D. 心血管

151. 预防婴幼儿铅中毒，必须定期（   ）婴幼儿容易获取并舔舐的物品。

     A. 消毒   B. 清洗   C. 检查   D. 煮沸

152. 缺钙、铁或锌，婴幼儿对铅的吸收率会（   ）。

     A. 降低   B. 维持   C. 提高   D. 减少

三、多项选择题（选择一个以上正确的答案，将相应的字母填入题内的括号中）

1. 晨间检查的要点包括（   ）。

     A. 测试有无发热   B. 发现婴幼儿是否高兴

     C. 观察婴幼儿   D. 了解婴幼儿讲话的内容

E. 和家长交接，决定全天护理要求

2. 婴幼儿的精神状态是反映病情轻重的重要指标，日间观察的要点包括（　　）。

    A. 面色　　　　　　　　　B. 眼神　　　　　　　　　C. 哭声

    D. 看电视　　　　　　　　E. 听故事

3. 婴幼儿发热时物理降温的常用方法有（　　）。

    A. 酒精擦浴　　　　　　　B. 药物降温　　　　　　　C. 冰袋降温

    D. 游泳　　　　　　　　　E. 注射

4. 预防接种前后的护理要点包括（　　）。

    A. 适当进食，避免空腹　　　　　　B. 多喝水

    C. 注意局部感染　　　　　　　　　D. 多睡觉

    E. 不能运动

5. 常见婴幼儿营养性疾病包括（　　）。

    A. 肺炎　　　　　　　　　B. 缺铁性贫血　　　　　　C. 佝偻病

    D. 血液病　　　　　　　　E. 单纯性肥胖

6. 营养性疾病的预防措施主要包括（　　）。

    A. 加强早期阅读，认识其重要性　　B. 合理饮食

    C. 培养良好的饮食习惯　　　　　　D. 加强某些营养品的摄入

    E. 早看医生

7. 佝偻病的预防应做到（　　）。

    A. 正确服用维生素 D　　　　　　　B. 及早向家长宣传佝偻病的病因

    C. 加强婴幼儿室内运动　　　　　　D. 合理喂养指导

    E. 提高婴幼儿体质

8. 晒太阳预防佝偻病的注意要点包括（　　）。

    A. 冬天可以在室内关窗进行　　　　B. 尽可能暴露皮肤

    C. 持续一定的时间　　　　　　　　D. 避免阳光直射颜面部

    E. 无论四季，都在中午进行

9. 缺铁性贫血的症状是（　　）。

    A. 易烦躁哭闹或精神不振，不爱活动，食欲减退

    B. 皮肤、黏膜逐渐苍白或苍黄

    C. 多汗、睡眠不安

    D. 肝、脾、淋巴结常轻度肿大

    E. O、X 形腿

10. 婴幼儿营养不良时，常表现为（   ），严重时智力发育迟缓。

    A. 肌肉松弛   B. 面色、睑结膜苍白

    C. 头发干枯   D. 厌食、消瘦，皮下脂肪少

    E. 体重不增

11. 避免婴幼儿营养不良，最好的办法是积极做好预防，注重（   ）。

    A. 维生素平衡   B. 营养强化   C. 运动强化

    D. 饮食平衡   E. 营养补充

12. 单纯性肥胖症是由（   ）引起的。

    A. 健康原因   B. 缺乏适宜的体育锻炼

    C. 社会原因   D. 脂肪或糖类摄入过多

    E. 热量超过消耗量

13. 婴幼儿每个年龄阶段都有标准体重，建议使用身高别体重法监测单纯性肥胖症。一般，超过标准体重（   ）都需要进行控制。

    A. 5%   B. 10%   C. 20%

    D. 30%   E. 60%

14. 单纯性肥胖症的饮食控制中，不适宜的方式是（   ）。

    A. 把食物作为奖励

    B. 为了避免咀嚼困难，各种蔬菜全部加工成泥状

    C. 以各种饮料代替白开水

    D. 荤素搭配

    E. 让孩子吃喜欢的食物

15. 单纯性肥胖症的运动控制，需要注意运动项目必须（   ）。

A. 有趣味性　　　　　　　　　　　B. 能够促进同伴交往

C. 符合年龄特点　　　　　　　　　D. 安全

E. 能够减少脂肪

16. 婴幼儿呼吸道疾病包括（　　）等。

A. 气管炎　　　　　　　B. 支气管炎　　　　　　　C. 上呼吸道感染

D. 哮喘　　　　　　　　E. 肺炎

17. 上呼吸道感染病情进展迅速，易出现并发症，如（　　）。

A. 中耳炎　　　　　　　B. 心肌炎　　　　　　　　C. 肺炎

D. 肠胃炎　　　　　　　E. 肝炎

18. 上呼吸道感染的护理要点包括（　　）。

A. 加强户外运动　　　　　　　　　B. 止咳化痰

C. 补充微量元素　　　　　　　　　D. 注意观察婴幼儿的体温变化

E. 保持室内空气新鲜

19. 婴幼儿常见消化道（非传染性）疾病有（　　）。

A. 肝炎　　　　　　　　B. 阑尾炎　　　　　　　　C. 肠套叠

D. 细菌性痢疾　　　　　E. 腹泻

20. 以下和秋季腹泻有关的表述是（　　）。

A. 大便每日数次，多为水样或蛋花样

B. 多发于每年 9—11 月

C. 由轮状病毒感染引起

D. 可服用抗生素

E. 多见于 4 岁以下尤其是半岁内的婴幼儿

21. 婴幼儿腹痛的原因多种多样，可能是（　　），需要观察，及时就医。

A. 胃痉挛　　　　　　　B. 阑尾炎　　　　　　　　C. 肠套叠

D. 肠虫症　　　　　　　E. 腹泻

22. 处理婴儿肠套叠，不适宜的是（　　）。

A. 自行服药　　　　　　　　　　　B. 送急诊

C. 盲目按揉　　　　　　　　　　　D. 发现阵发性哭吵不安也不就医

E. 发现有果酱样大便，立即去医院

23. 婴幼儿呕吐发生的主要原因是（　　）。

A. 肠套叠　　　　　　　　　　　　B. 新生儿因喂养不当造成溢奶或呕吐

C. 肠梗阻　　　　　　　　　　　　D. 肝炎

E. 胃肠炎

24. 若婴儿溢奶，应注意（　　）。

A. 喂奶量不要过大　　　　　　　　B. 喂奶次数不要过多

C. 防止吸奶过急　　　　　　　　　D. 防止吸入过多的水

E. 防止吸入过多的空气

25. 以下和麻疹有关的表述正确的是（　　）。

A. 通过飞沫传染　　　　　　　　　B. 出现全身皮肤斑丘疹

C. 由麻疹病毒感染引起　　　　　　D. 通过空气传染

E. 麻疹是急性呼吸道传染病

26. 以下和水痘有关的表述正确的是（　　）。

A. 由水痘-带状疱疹细菌感染引起　　B. 由水痘-带状疱疹病毒感染引起

C. 皮疹呈向心性分布　　　　　　　D. 通过空气传染

E. 通过飞沫传染

27. 以下与水痘的预防和护理有关的表述正确的是（　　）。

A. 需要观察 21 天

B. 即使皮肤抓破后继发感染，也不会留下疤痕

C. 应隔离病人

D. 如果皮肤感染，应使用抗生素类药膏

E. 婴幼儿可以用手搔抓皮肤

28. 流行性腮腺炎容易出现的并发症是（　　）。

A. 睾丸炎　　　　　　　B. 肾炎　　　　　　　C. 肝炎

D. 胰腺炎　　　　　　　E. 脑炎

29. 给腮腺炎患儿提供流质或半流质食物，并避免酸辣口味，是因为（　　）。

　　A. 烹制容易　　　　　　　　　　　　B. 发病时腮腺肿胀

　　C. 患儿吞咽困难　　　　　　　　　　D. 便于在床上进食

　　E. 酸辣等刺激性的食品会增多腮腺分泌物，加剧肿痛

30. 以下和百日咳有关的表述正确的是（　　）。

　　A. 由百日咳杆菌感染引起　　　　　　B. 百日咳是一般呼吸道疾病

　　C. 百日咳是急性呼吸道传染病　　　　D. 流行于冬春季

　　E. 流行于春秋季

31. 以下和脊髓灰质炎有关的表述正确的是（　　）。

　　A. 俗称大嘴巴　　　　　　　　　　　B. 俗称小儿麻痹症

　　C. 由脑膜炎双球菌感染引起　　　　　D. 通过粪便传播病毒

　　E. 通过飞沫传播病毒

32. 出现了传染性肝炎，应（　　）。

　　A. 预防接种　　　　　B. 补充维生素　　　　　C. 隔离接触者

　　D. 及时进行肝功能检查　　　E. 注射抗生素

33. 关于细菌性痢疾，正确的是（　　）。

　　A. 多流行于夏秋季节

　　B. 简称菌痢

　　C. 儿童感染菌痢的机会较成人多

　　D. 腹痛、腹泻、里急后重、排脓血样大便等肠道症状为主要临床表现

　　E. 由痢疾杆菌感染引起

34. 婴幼儿夜惊的护理需要注意（　　）。

　　A. 加强户外运动　　　　　　　　　　B. 可将婴幼儿抱在怀里，轻轻地抚慰

　　C. 补充蛋白质　　　　　　　　　　　D. 考虑一下心理因素

　　E. 养成按时作息的习惯

35. 婴幼儿发生高热惊厥时，需要注意（　　）。

　　A. 及时喂食　　　　　　　　　　　　B. 停止喂食

C. 保持呼吸通畅   D. 及时服药降温

E. 避免咬伤舌头

36. 容易诱发婴幼儿过敏的是（　　　）。

    A. 玩具   B. 食物   C. 化学物

    D. 母乳   E. 牛奶

37. 尿布疹容易预防，只要做到（　　　）。

    A. 及时清理大小便   B. 使用尿不湿

    C. 及时清洁臀部皮肤   D. 保持臀部湿润

    E. 保持臀部干燥

38. 婴幼儿吮吸手指是因为（　　　）。

    A. 想替代奶嘴   B. 感到害怕和孤独

    C. 父母或抚养人的心理忽视   D. 在饥饿时吮吸手指以求安慰

    E. 父母或抚养人关心过度

39. 吮吸手指会导致（　　　）。

    A. 手指畸形   B. 上颌发育受影响

    C. 上下牙齿咬合畸形   D. 上呼吸道感染

    E. 继发肠道寄生虫感染

40. 咬指甲会引起（　　　）。

    A. 皮肤感染   B. 肠寄生虫病

    C. 甲沟炎   D. 甲刺及甲下脓肿

    E. 消化道疾病

41. 婴幼儿屏气发作时，（　　　）。

    A. 呼吸暂停   B. 心跳暂停

    C. 与情绪有关   D. 意识清晰

    E. 整个发作过程约 10 min

42. 屏气发作的矫治方法包括（　　　）。

    A. 放任   B. 减少交流

C. 耐心说服教育　　　　　　　　D. 若存在缺铁性贫血，应积极治疗

E. 解除引起精神紧张和冲突发生的因素

43. 习惯性擦腿动作的矫治，需要（　　）。

A. 不穿紧身裤　　　　　　　　　B. 说服教育

C. 控制局部湿疹、驱蛲虫、消炎等　D. 晚上睡前勿过早上床

E. 不简单责骂

44. 暴怒发作的原因主要有（　　）。

A. 家庭成员的负面"榜样"作用　　B. 身体健康原因

C. 仿效家庭其他成员的不良行为　　D. 听从成人的教导

E. 对婴幼儿过分宠爱、过分顺从

45. 改善婴幼儿暴怒发作，必须注意（　　）。

A. 家庭成员平等民主

B. 对婴幼儿不能溺爱

C. 婴幼儿暴怒发作时为了安抚情绪，应满足婴幼儿的所有要求

D. 行为治疗

E. 家长和育婴员控制自我情绪

46. 3 岁以内婴幼儿易在（　　）发生意外。

A. 家庭中　　　　　　　　　　　B. 自由游戏中

C. 体育活动中　　　　　　　　　D. 公共场所如马路和公园

E. 托幼园所

47. 为避免婴幼儿发生意外，成人在照料时需要知晓（　　）。

A. 公共场所的设施并非为婴幼儿单独设立

B. 在公共场合婴幼儿容易走散

C. 目前交通事故发生较多

D. 家庭中各类化学用品较多

E. 家庭装修与设施安全

48. 居家安全检查包括（　　）的检查。

A. 门窗   B. 药品

C. 地板   D. 电器设备

E. 洗涤剂

49. 意外伤害按其轻重程度可分为（   ）。

A. 轻微的意外伤害   B. 已经致残的意外伤害

C. 迅速危及生命的意外伤害   D. 已经死亡的意外伤害

E. 虽不会顷刻致命，但也十分严重的意外伤害

50. 急救处理的原则包括（   ）。

A. 减少移动   B. 抢救生命

C. 减少痛苦   D. 避免出血

E. 预防并发症

51. 由于心跳、呼吸骤停往往互为因果，因此实施急救复苏时，（   ）必须同时进行。

A. 止血   B. 固定受伤肢体

C. 胸外心脏按压   D. 使用药物

E. 人工呼吸

52. 婴幼儿发生急性损伤时，如（   ），容易发生休克。

A. 大量出血   B. 严重烧伤

C. 反复呕吐   D. 严重腹泻

E. 极度疼痛或者恐惧

53. 急性扭伤常发生于活动较多的关节，如（   ）。

A. 上臂   B. 腕关节   C. 踝关节

D. 下肢   E. 腰部

54. 一旦发生骨折，首先要观察婴幼儿的全身情况，如（   ）。

A. 是否脱白   B. 是否有创伤出血

C. 是否有内出血   D. 是否昏迷

E. 呼吸是否顺畅

55. 发生骨折的婴幼儿如果呼吸、心跳正常，神志清醒，必须经（   ）后方可搬运。

A. 止血　　　　　　　　B. 服药　　　　　　　　C. 包扎

D. 固定　　　　　　　　E. 治疗

56. 一旦发生婴幼儿误服药物，应立即采取的措施是（　　　）。

　　A. 迅速排出　　　　　　　　　　　B. 送医院急救

　　C. 及时服药　　　　　　　　　　　D. 将误服的药物或药瓶提供给医生

　　E. 对症治疗

57. 发现婴幼儿气管有异物，如不在可视范围内无法即刻取出，可采取（　　　）急救。

　　A. 排腹法　　　　　　　B. 推腹法　　　　　　　C. 推背法

　　D. 倒置法　　　　　　　E. 拍背法

58. 由于婴幼儿的会厌软骨尚未发育成熟，因此婴幼儿容易发生气管异物。容易造成意外的食物包括（　　　）。

　　A. 果汁　　　　　　　　B. 花生　　　　　　　　C. 汤团

　　D. 菜泥　　　　　　　　E. 果冻

59. 异物进入气管后，一般分为（　　　）3个阶段。

　　A. 咳嗽期　　　　　　　B. 炎症期　　　　　　　C. 安静期

　　D. 异物进入期　　　　　E. 静止期

60. 导致婴幼儿触电的原因主要有（　　　）。

　　A. 玩弄电器　　　　　　　　　　　B. 乘坐机动车

　　C. 室外高压电线断落　　　　　　　D. 夏季雷电击中

　　E. 装修

61. 婴幼儿发生触电后，应（　　　）。

　　A. 切断水源　　　　　　　　　　　B. 检查伤口

　　C. 切断电源　　　　　　　　　　　D. 全身检查

　　E. 送医院就诊

62. 婴幼儿溺水的主要原因包括（　　　）。

　　A. 婴幼儿喜欢游泳　　　　　　　　B. 照料者忙于工作或家务

　　C. 婴幼儿尚未成熟　　　　　　　　D. 婴幼儿无人照看

E. 生活设施环境不适合婴幼儿独自玩耍

63. 急救溺水婴幼儿时，应（　　）。

A. 倒出呼吸道内的积水　　　　　　　B. 进行人工呼吸和体外心脏按压

C. 保持呼吸道通畅　　　　　　　　　D. 注意保暖

E. 送医院继续抢救

64. 婴幼儿交通安全的问题包括（　　）。

A. 乘坐机动车的安全　　　　　　　　B. 行路的安全

C. 乘坐交通工具时的安全　　　　　　D. 外出时的安全

E. 游戏时的安全

65. 跌伤、碰伤的后果有（　　）。

A. 瘫痪　　　　　　B. 骨折　　　　　　C. 脑震荡

D. 外伤　　　　　　E. 内出血

66. 五官异物包括（　　）。

A. 眼睛异物　　　　　B. 耳朵异物　　　　　C. 鼻腔异物

D. 食道异物　　　　　E. 咽喉部异物

67. 异物进入五官，应（　　）。

A. 弄清异物是何物　　　　　　　　　B. 及时取出

C. 自行服用药物　　　　　　　　　　D. 通过饮食改善

E. 送医院就诊

68. 预防婴幼儿烧烫伤的措施包括（　　）。

A. 热的食物直接放在桌上

B. 给婴幼儿洗澡前，应使用测温计测试水温

C. 一边抱婴幼儿，一边喂食热粥或热汤

D. 粥、汤晾凉以后再喂食

E. 照看婴幼儿，避免接触热水龙头

69. 会对婴幼儿造成伤害的动物有（　　）。

A. 狗　　　　　　　B. 猫　　　　　　　C. 鼠

D. 蛇   E. 蜜蜂

70. 注射狂犬病疫苗，分别在第（   ）天注射。

    A. 1   B. 3   C. 7

    D. 14   E. 30

71. 家庭为婴幼儿准备的药箱，可以配备（   ）等物品。

    A. 创可贴   B. 感冒药   C. 金霉素软膏

    D. 腹泻药   E. 体温计

72. 铅的来源包括（   ）。

    A. 大气   B. 水   C. 食物

    D. 交通   E. 含铅油漆

73. 可能含铅的食物包括（   ）。

    A. 用釉彩器皿储存的食物   B. 咸蛋

    C. 爆米花   D. 使用杀虫剂后采摘的苹果

    E. 铅制罐头

74. 培养良好的卫生习惯，如（   ），有助于减少铅的摄入。

    A. 饭后漱口   B. 饭前洗手

    C. 便后洗手   D. 勤洗手

    E. 勤剪指甲

教育

一、判断题（将判断结果填入括号中。正确的填"√"，错误的填"×"）

1. 人的潜在能力的发展只存在于其生命过程的某一特定时期。在此时期施以适宜的教育和训练，才能获得最佳发展，甚至形成某些特殊的能力。 （   ）

2. 婴幼儿教育内容中各个领域应均衡发展，特别关注或忽视某一领域，都不利于婴幼儿的健康成长。 （   ）

3. 3 岁以前的婴幼儿是通过抽象思考和逻辑思维能力来进行学习的。 （   ）

4. 适合婴幼儿年龄特征和发展差异的教育才是高质量的教育。（　　）

5. 婴幼儿的天赋和潜能只有在良好的教育环境中才能得到全面发展。（　　）

6. 由于遗传和后天发展的因素，每个婴幼儿会表现出差异和不同的特点，从而形成了每个人不同的发展水平、发展方向、能力特征和个性人格特征。（　　）

7. 评价是为了掌握和了解婴幼儿的发展情况，便于判断其是天才还是弱智。（　　）

8. 在婴幼儿测评过程中，不要轻易判断发展迟缓或智力有缺陷，必须充分考虑其成熟和发展的个体差异性和综合因素。（　　）

9. 发育诊断法（盖泽尔发育量表）适用于出生到 3.5 岁的婴幼儿。（　　）

10. 丹佛小儿发育筛查测验（简称 DDST）由 10 个量表的项目经过筛选组成。（　　）

11. 《上海市 0～3 岁婴幼儿教养方案》的第四部分可以作为观察评价法的工具。（　　）

12. 有计划地进行观察是对婴幼儿动作发展观察评价的唯一方法。（　　）

13. 对婴幼儿观察评价的记录方法有佚事记录法、表格记录法和跟踪记录法 3 种。

（　　）

14. 粗大动作发展水平的评价方法是以婴幼儿粗大动作一般发展水平标准为参照，进行观察比较。（　　）

15. 婴幼儿的身心发展有很大的个体差异，如"翻身"动作出现的常模月龄为 5.5 个月，开始月龄为 2 个月，较晚月龄为 7 个月。（　　）

16. 被观察评价的婴幼儿在粗大动作领域的发展水平与参照标准基本符合，则处于正常发展水平。（　　）

17. 评价分析婴幼儿各粗大动作发育水平的方法是：将发育诊断法试题前所标的发育年龄与被测婴幼儿的实际年龄做对比。（　　）

18. 如果一婴幼儿某一项粗大动作发展水平的测试结果属于不正常，则应向家长提出加强全方位强化训练的教育建议。（　　）

19. 实施个别化教学计划就是根据婴幼儿的个别特点进行的有的放矢的教育培养。

（　　）

20. 个别化教学计划的基本内容应包括：婴幼儿发展基本状况、活动教学计划起点、活动目标、活动基本内容、游戏方案、实施计划的相关设施、活动过程观察等。（　　）

21. 制定婴幼儿粗大动作发展的教学目标时，应将长期目标和短期目标相结合，把长期目标分解成几个具体的短期目标进行操作。（　）

22. 粗大动作游戏方案是根据个别化教学计划中所确定的短期目标来设计的。（　）

23. 在对婴幼儿实施个别化教学计划的过程中无须进行观察。（　）

24. 我国著名外科专家顾玉东先生认为：人的精细动作是指人手19块内部小肌肉共同完成的27种复杂动作。（　）

25. 手的练习与大脑发育之间没有密切关系。（　）

26. 婴幼儿精细动作的发展与适宜的练习环境和方法密切相关。（　）

27. 要开发脑智慧，精细动作的练习是一个不可忽视的方面。（　）

28. 个性化练习和一定运动量是婴幼儿精细动作发展的关键。（　）

29. 新生儿抓握反射的特征是大部分时间都把手紧紧地握着，但不会牢牢地抓住成人的手指。（　）

30. 感觉统合的功能主要表现在如下几个方面：组织功能、检索功能、综合功能、保健功能。（　）

31. 感觉统合练习的意义是：在指导活动过程中，重点应放在自动的感觉过程上，而不是指导婴幼儿如何做反应。在一个学习活动中，涉及的感觉系统越多，学习的效果越好。（　）

32. 感觉统合的练习是对感觉统合失调的儿童进行临床治疗和行为矫治的一种有效方法，也有利于正常婴幼儿感受环境的刺激，发展和提高其感觉的敏锐性和感觉综合能力，提高其将来综合性和整体性的水平。（　）

33. 在练习中要让婴幼儿感到快乐而不是压力，这是感觉统合练习的"快乐原则"。（　）

34. 强化前庭刺激、抑制过敏讯息、矫治重力不稳和运动企划不足是"滑梯"运动的作用。（　）

35. "跳跳床"运动的作用是促进婴幼儿身体保护伸展行为的成熟。（　）

36. "S形平衡木"运动的方法是：将平衡木呈高低走向或左右走向安置，让婴幼儿站在平衡木上，双手平伸，抬头挺胸，双脚交替向前行走。（　）

37. 婴幼儿开口说话的月龄不同，最早会说的语言也不同，说话的迟早与生理发育无关，与后天环境刺激也无关。 （　　）

38. 3 岁以内婴幼儿的发音不清晰属于不正常的情况，成人要用正确的发音去引导他，强化他马上纠正。 （　　）

39. 对 13～18 个月的幼儿语言能力的培养内容和方法为：鼓励他模仿成人的单句或短句，学着称呼人，用单词句表达自己的需求。 （　　）

40. 对婴幼儿语言的发展只要随意进行观察记录即可。 （　　）

41. 实施有差异性的语言教育首先要确定"有差异性的语言教育的基础"。 （　　）

42. "了解孩子的语言发展状况"是确定有差异性的语言教育基础的第二个步骤。
（　　）

43. 个别化语言教育计划的内容应包括婴幼儿基本情况、语言发展水平状况、确定的发展目标 3 个方面。 （　　）

44. 对婴幼儿进行感知能力发展的观察和评价的目的是给其增加感知练习的机会。
（　　）

45. 19～24 个月的幼儿的视觉特征是能辨认 2～4 种不同的颜色。 （　　）

46. 9～12 个月的婴幼儿的听觉特征是能听懂成人的一些简单指令，并会照着做。
（　　）

47. "要充分重视婴幼儿的反应"是感知能力发展观察评价的原则之一。 （　　）

48. 观察评价婴幼儿感知能力发展要记录下婴幼儿感知练习的过程与方法，根据观察结果，对婴幼儿的感知练习的内容与进度进行调整。 （　　）

49. 听辨能力发展的观察记录表中的主要观察要素是：寻找声音来源、对不同声音的反应和动作表现。 （　　）

50. 感知能力练习过程的记录方法有观察记录表法和摄像法两种。 （　　）

51. 对婴幼儿的认知发展进行观察与评价有助于为婴幼儿制订科学适宜的教养计划。
（　　）

52. 对婴幼儿的认知发展进行观察和评价的目的是给婴幼儿增加学习知识的机会。
（　　）

53. 充分重视婴幼儿的反应是认知发展观察与评价的原则之一。　　　　（　　）

54. 注意指的是对一定对象的有意识的指向性，是一种定向反射。　　（　　）

55. 记忆是指人们将感知过、操作过、思考过和体验过的事物保存在大脑中。（　　）

56. 注意是婴儿探究世界的"窗口"。　　　　　　　　　　　　　　　（　　）

57. 记忆能力的发展是婴幼儿以后智力发展的基础。　　　　　　　　（　　）

58. 3～6 个月的婴儿，较多注视数量少而大的物体，对更简单、更粗大的物体保持更长的注意时间。　　　　　　　　　　　　　　　　　　　　　　　　　（　　）

59. 新生儿最早的记忆是对母亲抱或吃奶姿势的记忆。　　　　　　　（　　）

60. 认知发展观察记录的要素为：游戏名称、游戏适宜年龄、游戏环境创设、游戏材料提供、游戏过程中婴幼儿的表现、对游戏活动策略和方案调整的建议等。　（　　）

61. 认知能力发展观察评价后的建议可包括的主要内容为：根据婴幼儿的实际认知能力水平，调整游戏活动内容、游戏活动环境和材料、游戏活动方法等。　　　（　　）

62. 焦虑在婴幼儿阶段的常见表现是分离焦虑，成因是其早期的社会性依恋得不到满足。
　　　　　　　　　　　　　　　　　　　　　　　　　　　　　　　（　　）

63. 拥抱和摇动婴幼儿、减少带养人离开和让其独处的次数、让其听懂离开是短暂的等方法是减轻婴幼儿分离焦虑的主要方法。　　　　　　　　　　　　　（　　）

64. 当婴幼儿表现出胆小害怕时，不能讥笑或吓唬他，而要亲近和安慰他。（　　）

65. 受挫是婴幼儿由于心理或生理上的限制，以及家长对其不成熟的独立意识和要求的阻止，而感受到不愉快的负面情绪。　　　　　　　　　　　　　　　　（　　）

66. 哭是婴幼儿沟通与表达的主要方式之一，意味着某种需要未被满足。（　　）

67. 对爱哭的婴幼儿，首先要了解他的气质特性，再因材施教。　　　（　　）

68. 情绪良好的婴幼儿会主动做事，有奋发向上的精神，无论做什么都会尽力做到最好。
　　　　　　　　　　　　　　　　　　　　　　　　　　　　　　　（　　）

69. 依赖、退缩、任性和霸道是婴幼儿社会性发展中出现的主要问题。（　　）

70. 自我中心和独立性强是婴幼儿依赖的主要表现。　　　　　　　　（　　）

71. 培养婴幼儿良好习惯是纠正其过度依赖的主要方法之一。　　　　（　　）

72. 退缩的婴幼儿主要表现为不自信、缺乏安全感，但能主动交友。　（　　）

73. 采取开放式教育可改善婴幼儿的退缩性格。 （   ）

74. 由于得不到满足，就哭闹不停，这是婴幼儿任性的常见表现。 （   ）

75. 改变婴幼儿任性的主要方法有转移法、替代法、尝试错误法等。 （   ）

76. 婴幼儿霸道的主要表现有：不愿分享、先抢先赢、做事程序不变、凡事自己来、无理取闹等。 （   ）

77. 事先与婴幼儿共同商订原则，待其了解、赞同之后，确立了原则，就坚持且确实执行，不轻易给予安抚。 （   ）

78. 针对婴幼儿的特点进行教育是培养其良好情绪情感和社会性的基本原则之一。

（   ）

79. 家庭和社区的资源环境是培养婴幼儿良好情绪情感和社会性的资源。 （   ）

二、单项选择题（选择一个正确的答案，将相应的字母填入题内的括号中）

1. 大脑是婴幼儿接受教育的物质基础，也为婴幼儿心理的迅速发展提供了（   ）基础。

    A. 心理　　　　　　B. 物质　　　　　　C. 生理　　　　　　D. 语言

2. 人格是否健全在（   ）岁左右就奠定了基础。

    A. 1　　　　　　　B. 2　　　　　　　C. 3　　　　　　　D. 4

3. 3岁以前的婴幼儿是通过（   ）进行学习的。

    A. 感官　　　　　　B. 抽象思考　　　　C. 逻辑思维　　　　D. 想象

4. 婴幼儿是（   ）学习的。

    A. 通过没有规律的活动进行　　　　B. 有意识地进行

    C. 被动　　　　　　　　　　　　　D. 在与环境互动中自然

5. 语言教育是婴幼儿教育的（   ）之一。

    A. 原则　　　　　　B. 内容　　　　　　C. 大纲　　　　　　D. 目标

6. 教育是面向（   ）婴幼儿的素质教育。

    A. 少数天才　　　　B. 残障　　　　　　C. 部分　　　　　　D. 每一个

7. 婴幼儿的天赋和潜能只有在（   ）下才能得到全面发展。

    A. 高难度的知识教育

B. 强化训练

C. 正确的教育观念和科学的教育方法

D. 任其自然发展

8. （　　）是培养婴幼儿早期阅读的兴趣和习惯的好方法。

　　A. 游戏　　　　　　　B. 日常练习　　　　　C. 识字教育　　　　　D. 生活教育

9. 每个婴幼儿会表现出差异和不同的特点，这是由于（　　）的因素造成的。

　　A. 遗传和后天发展　　　　　　　　B. 遗传

　　C. 后天发展　　　　　　　　　　　D. 营养

10. 婴幼儿发展评价是掌握和了解婴幼儿（　　）特点的途径和手段。

　　A. 家庭　　　　　　　B. 个别　　　　　　　C. 群体　　　　　　　D. 父母

11. 婴幼儿发展的评价原则是（　　）。

　　A. 把握评价客观性和科学性　　　　B. 忠实于常模

　　C. 无须考虑其他因素　　　　　　　D. 使用一种评价方法

12. 发育诊断法的评价方法是采用（　　）判断婴儿的发育趋势。

　　A. 估计评分法　　　　　　　　　　B. 日常观察法

　　C. 跟踪记录法　　　　　　　　　　D. 筛查法

13. 丹佛小儿发育筛查测验（简称 DDST）由（　　）个量表的项目经过筛选组成。

　　A. 10　　　　　　　　B. 11　　　　　　　　C. 14　　　　　　　　D. 12

14. 《上海市 0～3 岁婴幼儿教养方案》中的观察要点部分由（　　）这几个方面组成。

　　A. 发育与健康、感知与运动、认知与语言

　　B. 发育与健康、感知与运动、认知与语言、情感与社会性

　　C. 发育与健康、感知与运动

　　D. 感知与运动、认知与语言

15. 情感与社会性的发展特征表明：（　　）个月的幼儿会发脾气，常用"不"表示独立。

　　A. 19～24　　　　　　B. 31～36　　　　　　C. 25～30　　　　　　D. 13～18

16. 对婴幼儿观察的目的是更好地了解其发展情况，对其进行（　　）。

A. 强化训练　　　　B. 智力开发　　　　C. 适宜的教育　　　　D. 早期教育

17. "跟踪记录法"有利于记录婴幼儿发展中（　　）的变化。

A. 一个片段　　　B. 一个阶段　　　C. 一个事件　　　D. 几个阶段

18. 粗大动作发展水平的评价方法是以（　　）为参照，进行观察比较。

A. 婴幼儿粗大动作一般发展水平

B. 同伴粗大动作发展水平

C. 朋友孩子粗大动作发展水平

D. 国外孩子粗大动作发展水平

19. 婴幼儿发生"独坐"动作的常模月龄为（　　）个月。

A. 7　　　　　B. 5　　　　　C. 8　　　　　D. 10

20. 如果被观察婴幼儿在粗大动作领域的发展水平与参照标准不符合，高或低于参照标准，在各年龄段参考范围以外（　　）。

A. 属不正常　　　B. 属正常　　　C. 属临界期　　　D. 没关系

21. 粗大动作"站立"发育诊断法测试时使用的材料为（　　）。

A. 玩具　　　　B. 计时秒表　　　C. 图书　　　　D. 皮球

22. 根据粗大动作发育诊断法测量获得的数据可分析被测婴幼儿（　　）发育的情况。

A. 精细动作　　　B. 认知　　　C. 粗大动作　　　D. 社会性

23. 婴幼儿粗大动作发展评价后要根据婴幼儿的具体情况和家庭的可接受性，重点分析教养过程中存在的主要问题，有针对性地（　　）。

A. 提出一些合理化教育建议　　　B. 安排玩某个运动游戏

C. 加强孩子的饮食营养　　　D. 要求父母与孩子一起运动

24. 婴幼儿粗大动作发展的（　　）是指其在粗大动作发展过程中有与众不同的差异表现。

A. 规律　　　　B. 特点　　　C. 个别特点　　　D. 个别规律

25. 在编制婴幼儿粗大动作个别化教学计划时，首先要了解和分析（　　）。

A. 婴幼儿发展教学目标　　　B. 该婴幼儿当前粗大动作的发展状况

C. 活动游戏设计　　　D. 实施教学计划的相关设施

26. 个别化活动教学计划中的起点、活动目标和活动内容是根据（　　）确定的。

    A. 教学大纲   B. 实施对象的发展基本状况

    C. 教学课程   D. 家长的要求

27. 若一个 9 个月的婴儿已可扶着站立，他的粗大动作活动教学计划起点应确立为（　　）。

    A. 重点发展扶栏独脚站   B. 独站

    C. 独走几步   D. 扶栏上楼

28. 个别化活动教学计划中的长期目标是婴幼儿发展的（　　）。

    A. 一个阶段性目标   B. 若干个小步骤

    C. 几个近期目标   D. 具体的短期目标

29. 粗大动作游戏方案目标的难易程度要与婴幼儿的实际发展水平相适应，最好（　　）。

    A. 略高于现有发展水平   B. 略低于现有发展水平

    C. 不超出现有发展水平   D. 大大高于现有发展水平

30. 实施游戏方案需要做很多准备工作，首先需（　　）。

    A. 通知家长

    B. 与孩子沟通

    C. 准备游戏中所需的活动设施与器具（器材）

    D. 准备游戏前的热身运动

31. 游戏活动所用的玩具、教具、成人使用的技巧方法、提供的多种练习机会、婴幼儿的各种表现等是在执行个别化教学计划过程中（　　）。

    A. 观察记录的方法   B. 观察记录的顺序

    C. 观察记录的内容   D. 观察记录的目的

32. 人手能够完成（　　）种复杂动作，是目前任何一台机械手不能比拟的。

    A. 26   B. 27   C. 28   D. 25

33. 人手上有 19 块内部小肌肉，分别是（　　）。

    A. 拇指处 5 块，小指基部 3 块，手指间骨骼肌 7 块，蚓状肌 4 块

  B. 拇指处 4 块，小指基部 4 块，手指间骨骼肌 6 块，蚓状肌 5 块

  C. 拇指处 4 块，小指基部 3 块，手指间骨骼肌 8 块，蚓状肌 4 块

  D. 拇指处 4 块，小指基部 4 块，手指间骨骼肌 7 块，蚓状肌 4 块

34. 脑生理学研究证明，人脑功能具有区域性特点，手的动作越精细，操作程度越复杂，相应功能在大脑上占的面积（ ）。

  A. 越大   B. 越精确   C. 越小   D. 越集中

35. 一般来说，拇指与食指能完成相当复杂的精细动作，在大脑的运动中枢占很大的面积，因为它需要有许多复杂功能的（ ）来支撑。

  A. 肌肉细胞   B. 神经元   C. 血液细胞   D. 活动器官

36. 促进婴幼儿精细动作发展必须在了解其精细动作发展现状的基础上，提供（ ）。

  A. 玩具   B. 图书   C. 音乐   D. 适宜的练习方法

37. 要加强（ ）的练习，以推动脑的全面发展和使左右手协调配合活动。

  A. 右手   B. 手指   C. 左手   D. 拇指

38. 为促进大脑全面发展，应对（ ）进行各种动作的练习。

  A. 手   B. 腿   C. 全身   D. 手臂

39. 在设计精细动作练习活动时，需考虑人手具有（ ）种动作的功能，尽量使所有动作都得到全面训练，使所有小肌肉都得到锻炼。

  A. 27   B. 25   C. 26   D. 28

40. 婴幼儿早期的手部动作（ ），才会灵活、自如。

  A. 需要大量的训练   B. 需要少量的训练

  C. 需要一定量的训练   D. 无须训练

41. （ ）周的婴儿能够把一样东西从一只手换到另一只手。如果他的手里有一样东西，他能把它放下来，然后再拾起另一样东西。婴儿能握着自己的奶瓶，抓着不放。

  A. 12   B. 24   C. 28   D. 32

42. （ ）周的婴儿用调羹喂自己的时候越来越准确。

  A. 12   B. 24   C. 28   D. 32

43. 鉴于 20 周的婴儿特别喜欢揉纸张，可以给他（ ）玩。

A. 厚的纸　　　　B. 薄的纸　　　　C. 硬的纸　　　　D. 硬纸板

44. 鉴于16周的婴儿能够摇拨浪鼓，但还不能拾起它。相关的练习方法为：给他各种不同的（　　），并鼓励他用手弄出声音。

A. 玩具　　　　B. 调羹　　　　C. 拨浪鼓　　　　D. 积木

45. 感觉统合的综合功能是将各种局部的、分散的（　　）综合，形成整体。

A. 视觉　　　　B. 感觉　　　　C. 听觉　　　　D. 触觉

46. 感觉统合练习的意义是在指导活动过程中，重点应放在（　　）上，而不是指导婴儿如何做反应。

A. 自动的感觉过程　　　　　　B. 练习效果

C. 行为的变化　　　　　　　　D. 动作的进步

47. 指导婴幼儿参与各种挑战其能力的活动，期间要求他们对（　　）输入做出有组织的反应、成功的反应和更成熟的反应，这就是感觉统合练习的意义。

A. 感觉　　　　B. 触觉　　　　C. 视觉　　　　D. 听觉

48. 帮助婴幼儿抑制或调节（　　）信息是感觉统合练习的培养目标之一。

A. 视觉　　　　B. 感觉　　　　C. 触觉　　　　D. 听觉

49. 给婴幼儿提供（　　）信息，帮助其开发中枢神经系统，是感觉统合练习的培养目标之一。

A. 视觉　　　　B. 触觉　　　　C. 听觉　　　　D. 感觉

50. 蒙台梭利研究表明：感觉统合练习有利于正常婴幼儿感受环境的刺激，能发展和提高其（　　）。

A. 感觉的敏锐性和感觉综合能力　　　B. 触觉的敏感性

C. 注意力　　　　　　　　　　　　　D. 专注力

51. 通过控制环境给孩子以适当的感觉刺激，从而改善其感觉统合能力，使其能做出适应性反应，而不是教其如何做，这是感觉统合练习的（　　）。

A. 快乐原则　　　B. 练习原则　　　C. 选择原则　　　D. 治疗原则

52. 感觉统合练习的"选择原则"是指练习中孩子是（　　），要尊重儿童对感觉刺激的需要和选择。

A. 主角　　　　　B. 被动训练者　　　C. 教练　　　　　D. 跟随者

53. "滑梯"运动的方法是：让婴幼儿俯卧在滑板上，双手抓住滑梯两侧用力向下滑，滑下时（　　）朝前伸展，双腿并拢头抬高。

A. 单臂　　　　　B. 双臂　　　　　C. 身体　　　　　D. 头部

54. "滑梯"运动是刺激（　　）的练习，促进身体保护伸展行为的成熟。

A. 嗅觉　　　　　B. 触觉　　　　　C. 前庭感觉　　　D. 视觉

55. "跳跳床"运动可以强化（　　），抑制过敏讯息，矫治重力不稳和运动企划不足。

A. 嗅觉　　　　　B. 触觉　　　　　C. 视觉　　　　　D. 前庭刺激

56. "S形平衡木"运动的方法是：将平衡木呈高低走向或左右走向安置，让婴幼儿站在平衡木上，（　　），抬头挺胸，双脚交替向前行走。

A. 单手平伸　　　B. 双手平伸　　　C. 单手举过头　　D. 双手举过头

57. "S形平衡木"运动有助于婴幼儿本体感觉的建立和（　　）能力的加强。

A. 视觉　　　　　B. 触觉　　　　　C. 身体平衡　　　D. 听觉

58. "圆筒吊缆"运动的方法是：让婴幼儿屈曲身体，用手紧抱圆筒并保持身体平衡，做（　　）大回转。

A. 上下左右　　　B. 前后左右　　　C. 上下前后　　　D. 随意动作

59. "圆筒吊缆"运动可促进婴幼儿（　　）和固有前庭感觉输入统合。

A. 身体平衡　　　B. 身体协调　　　C. 触觉敏感　　　D. 听觉灵敏

60. 婴幼儿开口说话的月龄（　　），最早会说的语言不同，发音的清晰度也不同。

A. 不同　　　　　B. 相同　　　　　C. 差不多　　　　D. 差异很大

61. 3岁以内婴幼儿的发音不清晰是正常的，要使其得以良好的发展，关键是（　　）。

A. 需要带他去专业机构进行训练

B. 无须关注

C. 用正确的发音去引导他，不要逼着他马上纠正

D. 顺其自然

62. （　　）语音刺激可以使婴幼儿发音清晰，语言得以良好地发展。

A. 长期正确的　　　　　　　　　B. 短期正确的

C. 不断的 D. 多样的

63. 1～3 个月婴儿会笑出声，发音也会增多，能清晰地发出一些（　　）。

A. 辅音 B. 元音 C. 音节 D. 字音

64. （　　）个月的婴幼儿会说双词句，能使用简单句，听指令做事，说短句，重复说过的字眼。

A. 13～18 B. 19～24 C. 25～30 D. 7～12

65. 对 7～12 个月的婴儿相关语言能力培养的内容和方法为：鼓励他（　　）。

A. 学着用简单句（双词句）表达自己的需求

B. 用普通话来表达自己的需求

C. 做应答式的回答

D. 模仿成人发音，听懂简单的词，并做出相应的反应，用表情、动作、语音等回应他人

66. （　　）是婴幼儿语言发展观察与记录的方法之一。

A. 测量法 B. 问卷法 C. 佚事记录法 D. 筛查法

67. 由于每一个婴幼儿的（　　）不同，其语言发展有很大的差异，所以需要对其实施有差异性的语言教育，以使其得到有针对性的语言培养和训练。

A. 遗传因素 B. 后天环境刺激

C. 医疗条件 D. 遗传因素和后天环境刺激

68. 实施（　　）能使每一个婴幼儿的语言得到更好的发展。

A. 有差异性的语言教育 B. 早期教育

C. 习惯教育 D. 情感教育

69. 确定有差异性的语言教育的基础是实施有差异性的语言教育的（　　）。

A. 第一步 B. 第二步 C. 第三步 D. 第四步

70. 确定有差异性的语言教育基础的第二个步骤是（　　）。

A. 了解孩子的语言发展状况

B. 确定语言培养计划的起点和游戏活动内容

C. 制定适宜的语言培养目标

D. 实施语言培养计划的相关服务设施

71. 确定有差异性的语言教育基础的最后步骤是（　　）。

A. 准备实施语言培养计划的相关服务设施

B. 评价

C. 制定适宜的语言培养目标

D. 确定语言培养计划的起点和游戏活动内容

72. 制订（　　），是实施有差异性的语言教育的保障。

A. 保教计划　　　　　　　　　　B. 个别化语言教育计划

C. 教师培训计划　　　　　　　　D. 家教指导计划

73. 个别化语言教育计划实施的对象是（　　）。

A. 婴幼儿个体　　　　　　　　　B. 婴幼儿群体

C. 婴幼儿家长　　　　　　　　　D. 婴幼儿带养人

74. （　　）是个别化语言教育计划中应包括的第一个内容。

A. 婴幼儿语言发展的水平状况　　B. 婴幼儿基本情况

C. 确定的发展目标　　　　　　　D. 教育策略和游戏

75. 对婴幼儿感知能力的发展进行观察和评价的目的之一是（　　）。

A. 促进婴幼儿的智力发展

B. 对婴幼儿感知能力进行科学有序的练习与开发

C. 不断增加感知练习的内容

D. 不断改变感知练习的内容与进程

76. 正确把握婴幼儿（　　）能力的发展水平与发展进程是对其感知能力的发展进行观察和评价的目的之一。

A. 语言　　　　　B. 感知　　　　　C. 运动　　　　　D. 认知

77. 为更好地发展婴幼儿的感知能力，需要对其进行（　　）。

A. 语言能力发展的观察和评价　　B. 感知能力发展的观察和评价

C. 运动能力发展的观察和评价　　D. 认知能力发展的观察和评价

78. 对婴幼儿感知能力的发展进行观察和评价是为婴幼儿制订科学合理的（　　）的基

础与前提。

　　A. 体锻计划　　　　 B. 饮食计划　　　　 C. 读写计划　　　　 D. 教养计划

79. 9～12 个月的婴儿（　　）。

　　A. 能辨认 2～4 种不同的颜色　　　 B. 会用眼睛看或伸手拿别人所握的物体

　　C. 会辨认物体的细节部位　　　　　 D. 能转动双眼，寻找、注视光源

80. 0～3 个月的婴儿（　　）。

　　A. 听到突然出现的声音会眨眼、皱眉

　　B. 听到声音会寻找声源

　　C. 听到突然出现的声音会转过头来，脸朝向声音的方向

　　D. 能听懂生活中的各种用语

81. （　　）个月的婴儿听到叫他的名字有反应。

　　A. 0～3　　　　　 B. 6～8　　　　　 C. 9～12　　　　　 D. 4～6

82. 0～3 个月婴儿感知协调能力的特征是（　　）。

　　A. 能观察物体特征　　　　　　　 B. 视觉引导腿部动作

　　C. 听看开始结合　　　　　　　　 D. 手眼动作开始结合

83. （　　）个月婴幼儿的感知协调能力表现为自己会端杯喝水，渐渐不漏或少漏。

　　A. 13～18　　　　 B. 9～12　　　　　 C. 19～24　　　　　 D. 25～36

84. 对婴幼儿进行感知能力发展的观察评价时，要掌握的原则是（　　）。

　　A. 充分重视婴幼儿的反应　　　　 B. 保持安静的环境

　　C. 不要打扰婴幼儿　　　　　　　 D. 全神贯注看着婴幼儿

85. 应根据婴幼儿感知能力发展的观察评价结果，调整婴幼儿（　　）的内容和进度。

　　A. 语言能力练习　　　　　　　　 B. 美术能力练习

　　C. 感知能力练习　　　　　　　　 D. 体能锻炼

86. （　　）是婴幼儿感知能力发展观察评价中的重要操作环节之一。

　　A. 记录婴幼儿感知能力练习的过程与方法

　　B. 不能离开婴幼儿

　　C. 提供材料要丰富

D. 全神贯注

87. 婴幼儿的（　　）是婴幼儿感知能力发展观察记录表中的主要观察要素。

　　A. 情绪反应、动作表现、注视时间和独特表现

　　B. 动作表现

　　C. 注视时间和独特表现

　　D. 情绪反应

88. 婴幼儿的情绪反应、动作表现、注视时间和独特表现是婴幼儿（　　）观察记录表中的主要观察要素。

　　A. 视觉能力发展　　　　　　　　B. 感知能力发展

　　C. 语言能力发展　　　　　　　　D. 动作能力发展

89. （　　）是听辨能力观察记录表中的主要观察要素之一。

　　A. 手拿书安静听　　　　　　　　B. 情绪反应

　　C. 动作表现　　　　　　　　　　D. 寻找声音来源

90. 感知能力练习过程的记录方法有观察记录表法和（　　）两种。

　　A. 摄影法　　　　B. 录音法　　　　C. 量表法　　　　D. 摄像法

91. 观察记录表法和（　　）是感知能力练习过程的记录方法。

　　A. 录音法　　　　B. 量表法　　　　C. 摄像法　　　　D. 摄影法

92. 感知能力发展的观察评价（　　）可用于对感知能力的练习活动所使用的材料和练习活动过程给出调整建议。

　　A. 计划　　　　　B. 结果　　　　　C. 过程　　　　　D. 方案

93. 根据感知能力发展的观察评价结果可对（　　）和练习活动过程给出调整建议。

　　A. 感知能力练习活动的时间　　　B. 感知能力练习活动所使用的材料

　　C. 营养菜谱　　　　　　　　　　D. 睡眠时间

94. 对婴幼儿的认知发展进行（　　）的意义是使婴幼儿能按照自身的发展大纲更好地发展。

　　A. 测验　　　　　B. 观察　　　　　C. 观察与评价　　　D. 评价

95. 对婴幼儿认知能力发展的观察与评价是为婴幼儿制订科学合理的教养计划的

（ ）和前提。

    A. 核心   B. 基础   C. 方向   D. 中心

96. 了解婴幼儿的认知发展情况从而制订科学教养计划是对婴幼儿认知发展进行观察和评价的（ ）。

    A. 过程   B. 目的   C. 工具   D. 基础

97. 注意随时来到的练习机会是婴幼儿认知发展观察与评价的（ ）之一。

    A. 原则   B. 目的   C. 基础   D. 方法

98. （ ）是婴幼儿认知发展观察与评价的原则之一。

    A. 离开婴幼儿   B. 重视反应   C. 随意观察   D. 不断交流

99. 注意是一种（ ）。

    A. 定向反射   B. 不定向反射   C. 间接反映   D. 直接反映

100. 人们将感知过、操作过、思考过和体验过的事物保存在大脑中称为（ ）。

    A. 思维   B. 情感   C. 记忆   D. 情商

101. 记忆的概念是人们将感知过、操作过、思考过和体验过的（ ）保存在大脑中。

    A. 想法   B. 事件   C. 物件   D. 事物

102. 思维是指在（ ）基础上产生的高级认识过程。

    A. 注意和记忆   B. 感觉和知觉

    C. 感觉和记忆   D. 想象和操作

103. 思维是人脑对客观事物的（ ）的反映。

    A. 想象、创造   B. 思辨、概括   C. 概括、间接   D. 概括、直接

104. （ ）能力能使婴儿有选择地接收外在环境中的信息，及时发觉环境的变化并调节自己的行为。

    A. 注意   B. 记忆   C. 想象   D. 思维

105. （ ）能力的发展是幼儿经验积累或心理发展的重要前提。

    A. 记忆   B. 运动   C. 注意   D. 语言

106. 记忆能力的发展是婴幼儿（ ）在时间上得以延续的根本保证。

    A. 游戏活动   B. 心理活动   C. 亲子活动   D. 户外活动

107. 婴幼儿阶段（　　）能力的发展是智力萌芽期的表现。

  A. 语言   B. 思维   C. 注意   D. 想象

108.（　　）阶段思维能力的发展是以后智力发展的基础。

  A. 胎儿   B. 婴儿   C. 婴幼儿   D. 少儿

109. 3～6个月的婴儿，（　　）注意更加发展，更加偏爱有意义的物体，如喜欢注视母亲、喜欢的食物或玩具。

  A. 听觉   B. 味觉   C. 视觉   D. 有意

110.（　　）个月的婴儿已能记住喂奶和经常抚爱自己的人（多是母亲）。

  A. 3～6   B. 0～3   C. 7～9   D. 10～12

111.（　　）的婴幼儿能记住自己用的东西和一部分小朋友的名字。

  A. 2岁   B. 1岁多   C. 2岁多   D. 3岁

112. 0～2岁的婴幼儿智慧发展的顺序为反射活动—尝试错误—（　　）。

  A. 掌握技能   B. 解决简单问题

  C. 学习新知识   D. 发展想象

113.（　　）个月的婴儿思维能力发展的特点是离不开他们对物体的感知，也离不开婴儿自身的动作，且思维随着活动的对象和动作而转移。

  A. 4～6   B. 7～9   C. 1～3   D. 10～12

114. 游戏名称、游戏适宜年龄、游戏环境创设、游戏材料提供、游戏过程中婴幼儿的表现、游戏活动策略和方案调整的建议等是认知发展观察记录的（　　）。

  A. 要素   B. 基础   C. 前提   D. 保障

115. 认知能力发展观察评价后的建议可包括的主要内容为：根据婴幼儿的实际认知能力水平，（　　）游戏活动内容、游戏活动环境和材料、游戏活动方法等。

  A. 增加   B. 减少   C. 调整   D. 维持

116. 认知能力发展观察评价后，需根据（　　）调整游戏活动内容、游戏活动环境和材料、游戏活动方法等。

  A. 家长的要求   B. 原定教养计划

  C. 婴幼儿的实际认知能力水平 D. 预设目标

117. 婴幼儿情感情绪发展中出现的主要问题包括（ ）。

A. 焦虑、胆小、受挫和爱哭　　　　B. 任性、胆小、受挫和爱哭

C. 焦虑、胆小、霸道和爱哭　　　　D. 焦虑、依赖、受挫和爱哭

118. 焦虑、胆小、受挫、爱哭是婴幼儿（ ）发展中出现的主要问题。

A. 社会性　　　B. 认知　　　　　C. 情感情绪　　　D. 感知

119. （ ）在婴幼儿阶段的常见表现是分离焦虑。

A. 焦虑　　　　B. 胆小　　　　　C. 爱哭　　　　　D. 受挫

120. 减轻婴幼儿分离焦虑的主要方法除了拥抱和摇动婴幼儿、让其听懂离开是短暂的等外，还有（ ）。

A. 增加带养人离开让婴幼儿独处的次数

B. 培养其沟通方式

C. 鼓励其克服困难

D. 减少带养人离开让婴幼儿独处的次数

121. 减少带养人离开让其独处的次数是减轻婴幼儿（ ）的主要方法之一。

A. 分离焦虑　　　B. 胆小　　　　C. 受挫　　　　　D. 爱哭

122. （ ）是婴幼儿胆小的常见表现之一。

A. 焦虑　　　　B. 怕黑　　　　　C. 哭闹　　　　　D. 发泄

123. 婴幼儿胆小的常见表现为（ ）。

A. 怕水和怕生人　　　　　　　　　B. 焦虑

C. 发泄　　　　　　　　　　　　　D. 哭闹

124. 当婴幼儿（ ）时，可紧紧地抱住他。

A. 胆小害怕　　　B. 霸道　　　　C. 任性　　　　　D. 依赖

125. 造成婴幼儿受挫有不同的原因，（ ）是原因之一。

A. 受到过分的溺爱　　　　　　　　B. 心理或生理上受到限制

C. 缺乏信心　　　　　　　　　　　D. 受到过分的照顾

126. 同伴的粗暴对待或拒绝是造成婴幼儿（ ）的原因之一。

A. 害怕　　　　B. 受挫　　　　　C. 任性　　　　　D. 霸道

127. 应尽可能让婴幼儿感到自己有能力对付一切是帮助其减轻（　　）的方法之一。

A. 任性　　　　　　B. 害怕　　　　　　C. 霸道　　　　　　D. 受挫

128. 帮助婴幼儿减轻受挫的方法是（　　）。

A. 实施挫折教育　　　　　　B. 给予更多的照料

C. 鼓励其完成力所能及的活动　　D. 不予理睬

129. 一般来说，某种生理和心理的需要未得到满足是造成婴幼儿（　　）的原因。

A. 霸道　　　　　　B. 任性　　　　　　C. 爱哭　　　　　　D. 胆小

130. 爱哭的婴幼儿在气质上是比较退缩的，矫正的重点应放在（　　）。

A. 亲近和安慰他　　　　　　B. 慢慢地对他说话

C. 培养他正确的表达与沟通方式　　D. 教会他做事的方法

131. （　　）是矫正婴幼儿爱哭的方法之一。

A. 培养其自己解决困难的能力　　B. 多帮助

C. 多批评　　　　　　D. 不予理睬

132. 情绪良好的婴幼儿（　　）。

A. 过高估量别人　　　　　　B. 进取心一般

C. 比较冲动　　　　　　D. 遵守纪律

133. 性格乐观是婴幼儿良好（　　）的表现之一。

A. 思维　　　　　　B. 记忆　　　　　　C. 感知　　　　　　D. 情绪

134. （　　）是婴幼儿社会性发展中出现的两个主要问题。

A. 受挫和爱哭　　　　　　B. 怕生和怕水

C. 焦虑和胆小　　　　　　D. 依赖和退缩

135. 婴幼儿过度依赖的常见表现是自我中心和（　　）。

A. 独立性强　　　B. 不自信　　　C. 焦虑胆小　　　D. 不善于交友

136. 独立性差和（　　）是婴幼儿过度依赖的常见表现。

A. 不自信　　　B. 独立性强　　　C. 任性霸道　　　D. 自我中心

137. （　　）是造成婴幼儿过度依赖行为的主要原因。

A. 挫折教育　　　　　　B. 家庭教育的偏差

C. 封闭式教育 　　　　　　　D. 驯服式教育

138. 使得婴幼儿（　　）的主要原因是家庭教育的偏差。

A. 乐观　　　　　B. 过度依赖　　　　C. 独立性强　　　　D. 善于表达

139. 教会婴幼儿（　　）是纠正其过度依赖的主要方法之一。

A. 识字看书　　　　B. 做事方法　　　　C. 琴棋书画　　　　D. 数数计算

140. 婴幼儿退缩的常见表现为（　　）。

A. 乐观　　　　　B. 不自信　　　　　C. 有安全感　　　　D. 主动交往

141. 不自信、缺乏安全感和（　　）是婴幼儿退缩的常见表现。

A. 不善于交往　　　B. 主动交往　　　　C. 乐观　　　　　　D. 独立性强

142. 造成婴幼儿退缩性格的原因之一是（　　）。

A. 心理教育　　　　B. 驯服式教育　　　C. 识字教育　　　　D. 耐心教育

143. 造成婴幼儿退缩的原因除了家庭环境和家长性格外，还有（　　）。

A. 高度认同　　　　B. 鼓励表扬　　　　C. 过分溺爱　　　　D. 同伴友爱

144. 尽快让婴幼儿过集体生活可改善婴幼儿的（　　）。

A. 霸道行为　　　　B. 胆小性格　　　　C. 任性性格　　　　D. 退缩性格

145. （　　）是婴幼儿任性的常见表现之一。

A. 不善于交往 　　　　　　　　B. 缺乏安全感

C. 得不到满足就哭闹不停 　　　D. 不自信

146. 婴幼儿任性的常见表现之一是（　　）。

A. 不善于交往　　　B. 不尊重他人　　　C. 缺乏安全感　　　D. 不自信

147. 婴幼儿进入心理第一"反抗期"和萌发（　　）意识的标志是任性。

A. "交流"　　　　B. "满足"　　　　C. "自信"　　　　D. "自我"

148. 任性是（　　）进入心理第一"反抗期"和萌发"自我"意识的标志。

A. 少儿　　　　　B. 婴幼儿　　　　　C. 男孩　　　　　　D. 女孩

149. 转移法、替代法、（　　）等可用来改善婴幼儿任性的个性。

A. 宽容法　　　　B. 倾听法　　　　　C. 尝试错误法　　　D. 说教法

150. （　　）是婴幼儿霸道的常见表现之一。

A. 不自信　　　　B. 怕生　　　　C. 焦虑　　　　D. 无理取闹

151. 婴幼儿霸道的常见表现有：不愿分享、先抢先赢、凡事自己来、（　　）等。

A. 对周围环境缺乏安全感　　　　B. 做事程序不能变

C. 不主动和同伴玩　　　　D. 经常眼泪汪汪

152. 除了年龄、独生子女等因素外，（　　）是造成婴幼儿霸道的主要原因之一。

A. 父母包办　　　　B. 父母过度溺爱

C. 父母绝对权威　　　　D. 父母经常不在

153. 如果父母本身很（　　），婴幼儿往往会耳濡目染，也会有霸道的行为出现。

A. 退缩　　　　B. 焦虑　　　　C. 霸道　　　　D. 胆小

154. 当婴幼儿出现霸道行为时，在确定其是无理取闹，且没有任何病痛时，可（　　）。

A. 不予理睬　　　　B. 耐心安抚　　　　C. 严厉训斥　　　　D. 满足需求

155. （　　）婴幼儿的活动是培养其良好情绪情感和社会性的基本原则之一。

A. 鼓励　　　　B. 限制　　　　C. 参与　　　　D. 增加

156. 婴幼儿良好情绪情感和社会性培养的基本原则之一是让婴幼儿学会理智地控制（　　）。

A. 焦虑　　　　B. 语言　　　　C. 情绪　　　　D. 动作

157. 为培养婴幼儿良好情绪情感和社会性，家庭成员（　　）。

A. 需保持教育一致性　　　　B. 无须保持教育一致性

C. 需保持教育多样性　　　　D. 需保持动作一致性

158. 引导婴幼儿对周围的（　　）感兴趣是帮助婴幼儿克服不良情绪情感和培养其社会性的方法之一。

A. 玩具　　　　B. 书籍　　　　C. 同龄伙伴　　　　D. 设施设备

三、多项选择题（选择一个以上正确的答案，将相应的字母填入题内的括号中）

1. 婴幼儿的生长发育取决于（　　）。

A. 对脑细胞刺激的程度　　　　B. 尽早进行读、写、算等技能训练

C. 适宜的营养提供　　　　D. 适宜的游戏与环境

E. 丰富的物质环境

2. 婴幼儿大脑的结构和机能受遗传影响，（　　　）。

　A. 但在后天环境的影响下发育完善

　B. 不受任何后天环境的影响

　C. 良好教育可促进其大脑发展

　D. 社会环境和教育直接影响其智力发展

　E. 后天是自然发展的

3. 婴幼儿教育的特点是（　　　）。

　A. 通过感官进行学习　　　　　　　B. 注意力集中时间短暂

　C. 在与环境互动中自然学习　　　　D. 需要反复训练

　E. 一教即会

4. 婴幼儿教育主要包括（　　）等方面。

　A. 认知能力　　　　　　　　　　　B. 情感和社会性行为

　C. 语言和人格　　　　　　　　　　D. 艺术感受

　E. 动作技能

5. 由于每个婴幼儿成熟的（　　）都有差异，需根据婴幼儿的发展需要确定教育目标，采取多样性教育，关注个别差异。

　A. 时间　　　　　　　B. 顺序　　　　　　　　C. 生理

　D. 心理　　　　　　　E. 动作

6. 每个婴幼儿由于遗传和后天发展的因素，会表现出差异和不同特点，从而形成每个人不同的（　　　）。

　A. 发展水平　　　　　　　　　　　B. 发展方向

　C. 能力特征　　　　　　　　　　　D. 体型

　E. 个性人格特征

7. 婴幼儿发展评价是指对个别婴幼儿的（　　　）进行科学的评价。

　A. 整体发展水平　　　　　　　　　B. 各项能力的发展水平

　C. 家庭　　　　　　　　　　　　　D. 发展速度

E. 带养人

8. 测评中一旦发现婴幼儿的发展落后于常模，应（　　　）。

    A. 按照常模做出评价　　　　　　　　B. 进行分析和观察

    C. 到专业机构进行评估　　　　　　　D. 不轻易得出评价结论

    E. 可以做出评价结论

9. 盖泽尔发育量表的评分结果可以反映出婴幼儿的整体发展水平，以及婴幼儿在（　　　）领域的具体表现特点和发育水平。

    A. 运动　　　　　　　　　　　　　　B. 适应性行为

    C. 智力　　　　　　　　　　　　　　D. 个人—社交行为

    E. 语言

10. 丹佛小儿发育筛查测验（简称 DDST）适用于（　　　）的婴幼儿。

    A. 0～3 岁　　　　　　　　　　　　　B. 2 周到 6 岁

    C. 2～6 岁　　　　　　　　　　　　　D. 4～6 岁

    E. 出生到 2 周

11. 感知与运动的发展特征表明：13～18 个月的婴幼儿能（　　　）。

    A. 用积木、积塑拼搭或插成物体　　　B. 在照片中辨认出家庭主要成员

    C. 用 5～6 块积木垒高　　　　　　　　D. 白天开始主动表示便意

    E. 用 2～3 块积木垒高

12. 对婴幼儿观察的方法分为有计划和无计划观察，有计划的观察可分为（　　　）。

    A. 随意观察　　　　　B. 被动观察　　　　　C. 针对性观察

    D. 主动观察　　　　　E. 重点观察

13. 粗大动作发展水平的评价是以婴幼儿粗大动作一般发展水平为参照，通过（　　　）进行的。

    A. 筛查　　　　　　　B. 观察　　　　　　　C. 比较

    D. 测试　　　　　　　E. 判断

14. 婴幼儿会"独自走路"动作的（　　　）。

    A. 常模月龄为 17.33 个月　　　　　　B. 开始月龄为 14 个月

C. 开始月龄为 12 个月　　　　　　　　D. 发展较晚月龄为 21 个月

E. 发展较晚月龄为 19 个月

15. 婴幼儿在粗大动作领域的发展水平属不正常的概念为：被观察的婴幼儿在粗大动作领域的发展水平（　　）。

A. 与参照标准不符合　　　　　　　　　B. 明显高于参照标准

C. 符合参照标准　　　　　　　　　　　D. 略高或略低于参照标准

E. 明显低于参照标准

16. 粗大动作发育诊断法测试的规则为（　　）。

A. 按题目顺序逐题进行测试　　　　　　B. 只要有 1 题失败不再继续测试

C. 连续 4 题失败不再继续测试　　　　　D. 连续 2 题失败不再继续测试

E. 连续 3 题失败不再继续测试

17. 评价分析婴幼儿各粗大动作发育水平的方法是（　　）。

A. 跟踪观察　　　　　　　　　　　　　B. 根据测量所获得的数据分析

C. 与家长访谈　　　　　　　　　　　　D. 随机观察

E. 将发育年龄与实际年龄做对比

18. 育婴员在（　　）个别化粗大动作教学计划前必须了解婴幼儿粗大动作发展的个别特点。

A. 制订　　　　　　B. 阅读　　　　　　　C. 设计

D. 编制　　　　　　E. 实施

19. 在设计编制个别化粗大动作教学计划之前，首先要了解实施对象（　　）。

A. 当前粗大动作发展的基本状况　　　　B. 运动发展的实际能力和水平

C. 个性特点　　　　　　　　　　　　　D. 比较喜欢的学习方式等

E. 饮食习惯

20. 若一个 9 个月的婴儿已可扶着站立，他的粗大动作活动计划起点应确立为（　　）。

A. 重点发展扶栏独脚站　　　　　　　　B. 发展其"蟹行"能力

C. 搀着其两手尝试向前行走　　　　　　D. 独走

E. 爬行

21. 为使个别化活动教学计划取得最佳效果，必须将计划中的长期目标的过程分解成（   ）。

    A. 几个游戏活动　　　　　　　　　　　B. 连续的若干个小步骤

    C. 几个计划　　　　　　　　　　　　　D. 几个具体的短期目标

    E. 几个方案

22. 实施游戏活动的准备工作包括（   ）。

    A. 游戏环境的创设　　　　B. 准备材料　　　　　　C. 准备玩具

    D. 准备教具　　　　　　　E. 准备音乐

23. 在实施婴幼儿个别化教学计划的过程中进行观察的目的是（   ）。

    A. 分析游戏活动设计得是否合理

    B. 判断婴幼儿是否接受这个游戏

    C. 以评价结果为依据，及时调整和修正教学计划和游戏活动方案

    D. 判断婴幼儿对游戏是否感兴趣

    E. 确定短期目标是否符合婴幼儿发展的实际水平

24. 人们训练婴幼儿的手，只认识到了其促进小肌肉发育、发展精细动作等作用，没有认识到手的练习可（   ）。

    A. 促进身心发育　　　　　　　　　　　B. 使大脑得到刺激与锻炼

    C. 改善脑功能　　　　　　　　　　　　D. 开发脑智慧

    E. 促进大脑发育

25. 精细动作的观察了解与（   ）必须互相配合，才能促进婴幼儿精细动作的发展。

    A. 适宜的练习方法　　　　　　　　　　B. 适宜的游戏

    C. 适宜的练习环境　　　　　　　　　　D. 音乐

    E. 成人的态度

26. 在为婴幼儿设计精细动作练习时，要实现（   ）的结合，以提高婴幼儿的综合素质。

    A. 做做与玩玩　　　　　　　　　　　　B. 动手与动口

    C. 唱唱与跳跳　　　　　　　　　　　　D. 动口与动脑

E. 动手与动脑

27. 由于婴幼儿的精细动作发展有着个体差异，因此让每一个婴幼儿进行（　　）是促进其发展的关键。

    A. 高强度的练习　　　　　　　　　　B. 个性化的练习

    C. 一定量的练习　　　　　　　　　　D. 少量的练习

    E. 大量的练习

28. 20 周的婴儿的精细动作发展特征是（　　）。

    A. 能把自己的拳头放到嘴里　　　　　B. 能握着自己的奶瓶不放

    C. 会去抓一切他够得着的东西　　　　D. 特别喜欢揉纸张

    E. 能同时用两只手去抓大的东西

29. 鉴于 8 周的婴儿的双手已能很放松地张开了，开始意识到自己的手，可用各种（　　）的物体刺激他的手，增强他对自己手的意识。

    A. 质地　　　　　　　B. 温度　　　　　　　C. 材料

    D. 柔软度　　　　　　E. 纸张

30. （　　）功能是感觉统合的主要功能。

    A. 组织　　　　　　　B. 检索　　　　　　　C. 综合

    D. 应用　　　　　　　E. 保健

31. 感觉统合练习的培养目标是（　　）。

    A. 提供给婴幼儿感觉信息，帮助其开发中枢神经系统

    B. 帮助婴幼儿抑制或调节感觉信息

    C. 帮助婴幼儿对感觉刺激做出比较有结构的反应

    D. 最终达到组织能力、学习能力、集中注意能力的提高

    E. 帮助婴幼儿调节听觉信息

32. 对婴幼儿进行感觉统合教育有利于其（　　），是一种有效的教育形式。

    A. 道德发展

    B. 发展、提高感觉的敏锐性和感觉综合能力

    C. 将来综合性和整体性水平的全面提高

D. 行为素质发展

E. 感受环境的刺激

33. "滑梯"运动的方法是让婴幼儿（　　）。

A. 坐在滑板上　　　　　　　　　　B. 俯卧在滑板上

C. 双手抓住滑梯两侧用力向下滑　　D. 滑下时双臂朝前伸展

E. 双腿并拢头抬高

34. "跳跳床"运动的作用是（　　）。

A. 提高注意力和观察力

B. 强化前庭刺激

C. 抑制过敏讯息

D. 矫治重力不稳和运动企划不足

E. 提高弹跳力

35. "圆筒吊缆"运动的作用是（　　）。

A. 促进身体协调　　　　　　　　　B. 提高观察力

C. 抑制过敏讯息　　　　　　　　　D. 提高注意力

E. 固有前庭感觉输入统合

36. 由于婴幼儿（　　），因此会说的话也不相同。

A. 带养方式不同　　　　　　　　　B. 带养人员方言不同

C. 获得的营养不同　　　　　　　　D. 接受的语言示范不同

E. 居住地域不同

37. 19～24 个月的幼儿会说双词句，能（　　）。

A. 使用复合句　　　　　　　　　　B. 听指令做事

C. 重复说过的字眼　　　　　　　　D. 说短句

E. 使用简单句

38. 对 19～24 个月的幼儿进行语言能力培养的内容和方法为（　　）。

A. 要求他学用简单句（双词句）表达自己的需求

B. 培养他讲故事

C. 培养他喜欢和成人一起阅读、听故事

D. 学念儿歌

E. 说出自己的姓名

39. 实施（　　）能使每一个婴幼儿接受有针对性的语言培养和训练，得到更好的发展。

  A. 集体教育   B. 小班教育

  C. 小组教育   D. 有差异性教育

  E. 个别化教育

40. 实施有差异性的语言教育有两个重要步骤，即（　　）。

  A. 确定有差异性的语言教育的基础

  B. 准备实施有差异性的语言教育的相关服务设施

  C. 制订小班化语言教育计划

  D. 确定游戏活动目标和内容

  E. 制订个别化语言教育计划

41. 个别化语言教育计划是（　　）的计划。

  A. 促进婴幼儿情感和社会性发展

  B. 针对婴幼儿个体语言发展差异

  C. 促进婴幼儿个体语言发展

  D. 增强婴幼儿感知能力

  E. 促进婴幼儿视觉发展

42. 个别化语言教育计划的内容包括（　　）。

  A. 婴幼儿基本情况   B. 语言发展水平状况

  C. 确定的发展目标   D. 观察和评价

  E. 教育策略和游戏

43. 为制订科学合理的教养计划，需要对婴儿的（　　）进行深入、细致、客观的了解，即对其进行感知能力发展的观察与评价。

  A. 动作发展   B. 个体特征

C. 睡眠情况   D. 饮食情况

E. 感知发展

44. 婴儿在 0～3 个月期间的视觉能力发展表现主要有（　　）。

    A. 双眼能持续注视物体

    B. 听到突然出现的声音，会出现眨眼、皱眉等反应

    C. 手眼动作开始结合

    D. 能通过注视获得信息

    E. 能转动双眼，寻找、注视光源

45. 婴儿在 6～8 个月期间的感知能力发展表现主要有（　　）。

    A. 听看开始结合   B. 观察物体特征

    C. 视觉引导腿部动作   D. 各感官开始整体发挥作用

    E. 视觉引导双手动作

46. 对婴幼儿进行感知能力发展的观察评价时最关键的是（　　）。

    A. 充分重视孩子的反应   B. 全神贯注地看着孩子

    C. 有目的地观察   D. 随时把握练习机会

    E. 不能离开孩子

47. 感知能力发展的观察记录表中的主要观察要素是（　　）。

    A. 情绪反应   B. 动作表现   C. 语言表达

    D. 注视时间   E. 独特表现

48. 听辨能力发展的观察记录表中的主要观察要素是（　　）。

    A. 寻找声音来源   B. 语言反应

    C. 对不同声音的反应   D. 独特反应

    E. 动作变化

49. 感知能力发展观察评价的结果是对感知能力练习活动所使用的（　　）给出调整建议的依据。

    A. 环境   B. 指令   C. 材料

    D. 场地   E. 练习活动过程

50. 对婴幼儿认知能力的发展进行（　　）有助于了解婴幼儿认知能力的发展情况。

    A. 观察　　　　　　　　　B. 评价　　　　　　　　　　C. 培养

    D. 筛查　　　　　　　　　E. 练习

51. 对婴幼儿认知能力的发展进行观察和评价的目的是（　　）。

    A. 了解其认知能力的发展情况　　　　　　B. 调整营养菜谱

    C. 为其制订科学合理的教养计划　　　　　D. 增加学习机会

    E. 调整游戏方案

52. （　　）是认知发展的观察与评价的原则。

    A. 充分重视婴幼儿的反应　　　　　　　　B. 细心观察

    C. 不离开婴幼儿　　　　　　　　　　　　D. 保持安静环境

    E. 注意随时来到的练习机会

53. 注意是（　　）。

    A. 对一定对象的无意识的指向性　　　　　B. 对一定对象的有意识的指向性

    C. 一种定向反射　　　　　　　　　　　　D. 一种不定向反射

    E. 一种间接反应

54. 思维是人脑对客观事物的概括、间接的反映，它借助言语，以（　　）为中介来实现。

    A. 具体事件　　　　　　　B. 抽象概念　　　　　　　　C. 理论知识

    D. 知识　　　　　　　　　E. 经验

55. 注意能力能使婴儿（　　）。

    A. 探究世界　　　　　　　B. 调节行为　　　　　　　　C. 模仿行为

    D. 想象世界　　　　　　　E. 理解事物

56. 婴幼儿阶段思维的发展是智力发展的（　　）。

    A. 萌芽期　　　　　　　　B. 重点　　　　　　　　　　C. 特点

    D. 表现　　　　　　　　　E. 基础

57. 1～3 个月的婴儿具有选择性注意的特点，（　　）。

    A. 喜欢注视母亲　　　　　　　　　　　　B. 注视曲线胜过直线

C. 能集中注意力听故事   D. 较多注视数量多而小的物体

E. 喜欢对称的物体超过不对称的物体

58. 皮亚杰认为：1～3 个月的婴儿是利用（ ）去征服其周围整个宇宙的，其智慧发展的顺序为反射活动—尝试错误—解决简单问题。

     A. 感知   B. 社会性   C. 动作

     D. 情感   E. 语言

59. 认知发展观察记录的要素为：游戏名称、游戏适宜年龄、（ ）等。

     A. 游戏环境创设   B. 游戏材料提供

     C. 游戏过程中婴幼儿的表现   D. 游戏活动策略

     E. 方案调整的建议

60. （ ）是婴幼儿情感情绪发展中出现的主要问题。

     A. 焦虑   B. 胆小   C. 受挫

     D. 爱哭   E. 霸道

61. 造成婴幼儿焦虑的原因主要是（ ）。

     A. 无力应付威胁性刺激   B. 感到无助

     C. 成人的溺爱   D. 其生理需求得不到满足

     E. 其社会性依恋得不到满足

62. 婴幼儿胆小的常见表现为（ ）。

     A. 怕水   B. 怕亮   C. 怕高

     D. 怕见生人   E. 怕黑

63. 当婴幼儿表现出胆小害怕时，要（ ）。

     A. 大声地对他说话   B. 慢慢地对他说话

     C. 紧紧地抱住他   D. 亲近和安慰他

     E. 让他一个人独处

64. 帮助婴幼儿减轻受挫的主要方法有（ ）。

     A. 进行专门的挫折教育   B. 帮助其建立与同伴交流的技能与习惯

     C. 鼓励其完成力所能及的活动   D. 为其选择适宜的玩具

E. 为其选择适宜的活动方式

65. （   ）是造成婴幼儿经常哭泣的原因。

A. 驯服式教育　　　　　　　　　　B. 父母过分溺爱

C. 依赖性重　　　　　　　　　　　D. 缺乏自信

E. 心理需求未得到满足

66. 矫正婴幼儿爱哭的方法包括（   ）。

A. 培养其积极开朗的个性　　　　　B. 培养其正确的表达与沟通方式

C. 培养其自己解决困难的能力　　　D. 尽量多提供帮助

E. 满足其所有要求

67. 婴儿良好的情绪表现主要包括（   ）。

A. 情绪外露　　　　B. 主动学习　　　　C. 善于合作

D. 有同情心　　　　E. 遵守纪律

68. 婴幼儿社会性发展中出现的主要问题为（   ）。

A. 任性　　　　　　B. 依赖　　　　　　C. 退缩

D. 霸道　　　　　　E. 爱哭

69. 造成婴幼儿过分依赖行为的主要原因为（   ）。

A. 过分溺爱　　　　　　　　　　　B. 父母离异

C. 封闭式教育　　　　　　　　　　D. 挫折教育

E. 家庭教育的偏差

70. 纠正婴幼儿过度依赖的主要方法为（   ）。

A. 封闭教育　　　　B. 耐心教育　　　　C. 能力教育

D. 识字教育　　　　E. 培养良好习惯

71. （   ）都会造成婴幼儿退缩。

A. 封闭式教育　　　　　　　　　　B. 驯服式教育

C. 过分溺爱　　　　　　　　　　　D. 家长性格

E. 鼓励表扬

72. 改善婴幼儿退缩性格的方法包括（   ）。

A. 实施开放式教育   B. 高度认同

C. 创设同伴接纳的环境   D. 培养其勇气

E. 让其过集体生活

73. 婴幼儿任性的常见表现为（　　）。

A. 不自信   B. 霸道

C. 得不到满足时就大哭大闹   D. 不尊重他人

E. 胆小

74. 婴幼儿进入（　　）的第一"反抗期"和萌发"自我"意识，会表现出任性。

A. 意识   B. 心理   C. 心理活动

D. 思维   E. 动作

75. 改变婴幼儿任性的主要方法包括（　　）等。

A. 尝试错误法   B. 宽容法   C. 替代法

D. 转移法   E. 鼓励表扬

76. 婴幼儿的霸道行为是由（　　）等因素造成的。

A. 溺爱   B. 年龄   C. 排行

D. 包办   E. 模仿

77. 当婴幼儿霸道时除了让他多从事体力活动、不轻易安抚外，还可采取（　　）的方法。

A. 不予理睬   B. 给予安全感

C. 提供社交平台   D. 鼓励良好行为

E. 满足需求

78. 培养婴幼儿良好情绪情感和社会性的基本原则包括（　　）。

A. 因材施教   B. 耐心等待   C. 鼓励运动

D. 激发兴趣   E. 有针对性

79. 为培养婴幼儿良好情绪情感和社会性，需充分用好（　　）资源。

A. 家庭   B. 学校   C. 信息

D. 社区   E. 游戏

家长指导与培训

一、判断题（将判断结果填入括号中。正确的填"√"，错误的填"×"）

1. 育婴员（三级）的工作任务就是婴幼儿家庭教育指导工作。（　　）

2. 育婴员的家长指导工作具有家庭早教指导、学校教育、业余成人教育、师范教育的性质。（　　）

3. 婴幼儿家长指导工作的具体内容有婴幼儿的家庭生活照料、家庭保健与护理、家庭教育等。（　　）

4. 婴幼儿的家庭养育就是照料好婴幼儿衣食住行。（　　）

5. 常见的家长育儿盲点有太执着于陈旧的固定观念、想法正确却误用了例子、没有思考太多。（　　）

6. 育婴员在对婴幼儿的日常护理中要细心观察，一旦发现其有早期生理发育异常与偏移，应及时建议家长带其到专业医院进行检查。（　　）

7. 婴儿在出生后的 1 个月内，眼睛看不到，耳朵听不到，这是错误的观念。（　　）

8. 育婴员在帮助家长选择育儿读物时，要选有针对性、适宜性、操作性和一定权威性的读物。（　　）

9. 家庭中常用的家长指导方法包括操作示范、经验分享、讲座报告会等。（　　）

10. 家长指导的形式应改变单一性，提倡多样性。（　　）

11. 操作示范法指根据婴幼儿的年龄和身心发育特点、家长的育儿需求，向家长示范正确科学的教养操作方法和过程。（　　）

12. 育婴员在和家长沟通中，除了聆听和非语言沟通技巧的应用外，和家长谈话要围绕婴幼儿生活、成长、育儿方法等相关话题。（　　）

13. 在家长指导中，家长是被指导的对象，是客体，因此他们处于被动的地位。（　　）

14. 育婴员需熟记婴幼儿的生长发育规律和特点，规范正确地向家长讲解科学育儿知识和示范操作方法。（　　）

15. 当家长向育婴员提问时，育婴员需根据不同月龄婴幼儿的护理保健方法简单地给予

解答。 （　　）

16. 在和"照本宣科型"家长沟通时，要让家长了解婴幼儿的成长有差异性，因此养育必须因人而异。 （　　）

17. 带教与培训的原则是：规范操作原则、重视理论原则、互动原则。 （　　）

18. 带教培训的内容、方法和过程符合学员需求、适宜学员接受水平、让学员充分发表意见等是带教培训中以学员为主体的做法。 （　　）

19. 育婴员（四级）的工作内容为3个模块：生活照料、日常生活保健与护理、教育。 （　　）

20. 上门指导服务的准备工作和礼仪包括个人的清洁卫生、衣着的款式质地色彩、仪表仪态、语言等。 （　　）

21. 与家长沟通的技术包括：区别对待，因人而异；简明扼要，内容充实；积极引导，摸清问题；提出建议，具体帮助。 （　　）

22. 育婴员应该避免一般保姆带养中的问题，要尊重婴幼儿身心发展的规律，顺应婴幼儿的天性，让他们能在丰富、适宜的环境中自然发展，和谐发展，充实发展。 （　　）

23. 实践指导法是带教培训的唯一方法。 （　　）

24. 带教培训的方法要根据不同带教培训的目的和要求来选择。 （　　）

25. 集中培训、专题讲座、个别指导、现场指导、学习交流等是带教与培训的常用模式。 （　　）

26. 育婴员带教和培训的时间只有不定期一种。 （　　）

27. 带教培训计划的内容包括参加人员范围、带教培训目标和时间、带教培训地点和内容、带教培训方法、对学员的具体要求等。 （　　）

28. 带教培训的场地只要有授课教室即可。 （　　）

29. 发放招生简章，学员报名注册，发放课程表、听课证和教材，学员评估，结业，发放证书是培训班的筹备与工作流程。 （　　）

二、单项选择题（选择一个正确的答案，将相应的字母填入题内的括号中）

1. 育婴员（三级）的工作任务是对家长进行家庭育婴指导、对（　　）育婴员进行业务指导和培训。

A. 低等级　　　　　B. 高等级　　　　　C. 其他等级　　　　　D. 同等级

2. 育婴员的家长指导工作的性质是（　　）、业余成人教育和师范教育。

A. 中等教育　　　B. 家庭早教指导　　C. 社区教育　　　　D. 学校教育

3. （　　）是育婴员的家长指导工作的性质之一。

A. 学校教育　　　B. 社区教育　　　C. 业余成人教育　　D. 中等教育

4. 指导家长优化家庭育儿环境是育婴员（　　）的任务之一。

A. 家长指导工作　　　　　　　B. 婴幼儿护理工作

C. 指导和培训　　　　　　　　D. 婴幼儿教养工作

5. 婴幼儿家庭生活照料、家庭保健与护理、家庭教育等是（　　）工作的具体内容。

A. 婴幼儿教养机构　　　　　　B. 婴幼儿家长指导

C. 早教中心　　　　　　　　　D. 医疗机构

6. 婴幼儿家庭养育的含义是（　　）。

A. 只要照料好婴幼儿的衣食住行即可

B. 给予婴幼儿成长中不可缺少的物质和精神营养

C. 给予婴幼儿成长中不可缺少的物质营养

D. 给予婴幼儿成长中不可缺少的精神营养

7. 婴幼儿成长中，如果缺乏必需的（　　），其身心双方面的成长都会遭到伤害。

A. 物质和精神营养　　　　　　B. 精神营养

C. 物质营养　　　　　　　　　D. 食品营养

8. 家长在养育婴幼儿时的盲点一般为（　　）

A. 想法正确，却误用了例子　　B. 没有思考太多

C. 太执着于陈旧的固定观念　　D. 以上都是

9. （　　）是现在许多家长在养育婴幼儿时的盲点之一。

A. 想法不正确，也误用了例子

B. 想法正确，却误用了例子

C. 按照婴幼儿的成长规律进行教养

D. 针对自己宝宝的情况进行养育

10. 育婴员在对婴幼儿的日常护理中要细心观察，一旦发现其有早期发育异常与偏移，及时建议家长带其到专业医院（　　　）。

  A. 打点滴   B. 服药   C. 训练   D. 检查

11. 婴幼儿一般在（　　）个月时，能按听到的语言做出反应，当问"鼻子、眼睛、嘴在哪儿"时，会用手指指点点。

  A. 8～9   B. 4～6   C. 13～18   D. 7～8

12. （　　）岁以内的婴幼儿最好与父母一起生活，不要与父母分开，否则会影响其智力发展。

  A. 1   B. 2   C. 3   D. 4

13. 婴幼儿的智力开发要抓紧培养的最佳年龄，循序渐进，还不能忽视其（　　　）的培养。

  A. 非智力因素 B. 思维习惯 C. 观察能力 D. 注意力

14. 为帮助家长更好、更科学地养育孩子，可针对他们在育儿中出现的（　　　）推荐一些读物。

  A. 困惑   B. 难点   C. 焦虑   D. 所有问题

15. 家庭中常用的家长指导方法包括操作示范、经验分享、（　　　）等。

  A. 教育开放活动   B. 专题讨论辨析会

  C. 及时反馈建议   D. 讲座与报告会

16. 除了经验分享、及时反馈建议等方法外，（　　　）也可以用于家庭中家长指导。

  A. 操作示范   B. 讲座与报告会

  C. 专题讨论辨析会   D. 家长会

17. 除（　　）外，专题讨论辨析会、讲座与报告会等是集体家长指导中常用的形式。

  A. 经验分享会 B. 个别咨询 C. 书信便条 D. 电话联系

18. 对同一个指导（　　　）和指导对象，还可通过多种指导形式的配合，获得更好的效果。

  A. 方案   B. 内容   C. 方法   D. 途径

19. 根据婴幼儿的年龄和身心发育特点、家长的育儿需求，向家长（　　　），称为操作示范法。

  A. 分享自身带养经验   B. 示范正确科学的教养操作方法和过程

  C. 传授育儿理论知识   D. 推荐育儿读物

20. 家长指导中，操作示范法指根据（ ）、家长的育儿需求，向家长示范正确科学的教养操作方法和过程。

  A. 社会流行时尚   B. 传统带养经验

  C. 婴幼儿的年龄和身心发育特点 D. 育婴员自身的兴趣

21. 育婴员在与婴幼儿接触后，将观察记录及时向家长反馈并提出科学家庭教养方法的建议，称为（ ）。

  A. 个别咨询法   B. 示范操作法

  C. 及时反馈建议法   D. 经验分享法

22. 除了谈话要围绕婴幼儿生活和成长、育儿方法等相关话题外，（ ）技巧的应用也是很重要的。

  A. 调研   B. 聆听和非语言沟通

  C. 分析   D. 宣讲

23. 家长是婴幼儿的带养人，因此在家长指导中，要发挥家长的（ ）。

  A. 积极性和客体作用   B. 被动性和主体作用

  C. 主动性和客体作用   D. 主动性和主体作用

24. 发挥家长的主动性和主体作用是家长指导成功的（ ）之一。

  A. 技巧   B. 基础   C. 保障   D. 条件

25. 育婴员需熟记婴幼儿的生长发育规律和特点，向家长（ ）科学育儿知识和示范操作科学育儿方法。

  A. 讲解   B. 规范讲解   C. 传授   D. 宣传

26. 在家长指导时，讲解要（ ）。

  A. 理论化   B. 创新性   C. 学究气   D. 正确规范

27. 当家长提问时，育婴员需根据婴幼儿的月龄特点和科学育儿方法（ ）给予解答。

A. 简单地　　　　　B. 耐心地　　　　　C. 快速地　　　　　D. 及时地

28. 对于喜欢"比较"的家长，要让其了解个体差异，正确看待发展差距，（　　）对自己孩子的期望值。

　　A. 放弃　　　　　B. 增加　　　　　C. 降低　　　　　D. 调整

29. 育婴员（三级）人员对低等级育婴员进行带教与培训是提高（　　）的专业素质、提高早教工作质量的基础，是规范从业人员市场的重要措施。

　　A. 育婴人员队伍　　　　　　　　B. 婴幼儿带养人员

　　C. 婴幼儿家长　　　　　　　　　D. 婴幼儿祖辈家长

30. 育婴员（三级）人员对低等级育婴员进行带教与培训是促进我国早教（　　）发展的必要保障。

　　A. 传统化　　　　　　　　　　　B. 科学化和规范化

　　C. 传统化和新颖化　　　　　　　D. 新颖化

31. 充分调动学员的积极性和主动性，让他们充分发表意见、提出问题并共同讨论问题，这就是带教培训过程中的（　　）原则。

　　A. 理论联系实际　　B. 互动　　　　　C. 规范操作　　　　D. 学员为主体

32. 以学员为主体，意为（　　）等都要从学员的实际需求和水平出发。

　　A. 带教培训的内容、方法等　　　　B. 带教培训人员的语言

　　C. 带教培训人员的态度　　　　　　D. 带教培训人员的行为

33. 带教内容、方法、时间、实践场所等的选择和确定都要考虑学员的实际情况，这就是以（　　）为主体。

　　A. 学员　　　　　B. 家长　　　　　C. 婴幼儿　　　　D. 带教培训人员

34. （　　）的主要内容包括低等级育婴员的工作内容、技能要求和专业知识要求。

　　A. 家长家庭育儿指导　　　　　　B. 低等级育婴员带教培训

　　C. 婴幼儿护理教育　　　　　　　D. 祖辈家长家庭育儿指导

35. 与家长和婴幼儿沟通的艺术、上门指导服务的礼仪要求也是（　　）的主要内容。

　　A. 家长家庭育儿指导　　　　　　B. 低等级育婴员带教培训

　　C. 婴幼儿护理教育　　　　　　　D. 保姆家庭育儿指导

36. 育婴员（四级、五级）的工作内容分别为（　　）。

    A. 4 个和 3 个模块　　　　　　　　B. 3 个和 4 个模块

    C. 4 个和 2 个模块　　　　　　　　D. 4 个和 1 个模块

37. （　　）是上门指导服务的准备工作和礼仪的内容。

    A. 个人的清洁卫生、衣着的款式质地色彩、仪表仪态

    B. 个人的清洁卫生、衣着的款式质地色彩、仪表仪态、语言等

    C. 个人的清洁卫生、衣着的款式质地色彩、语言

    D. 衣着的款式质地色彩、仪表仪态、语言

38. （　　）的内容包括个人的清洁卫生、衣着的款式质地色彩、仪表仪态、语言等。

    A. 家庭育儿　　　　　　　　　　B. 社区服务

    C. 上门指导服务的准备工作和礼仪　D. 机构教养

39. 在与（　　）沟通中要用好面部表情、动作、应答、身体抚触等技巧。

    A. 婴幼儿　　　B. 家长　　　　C. 低等级育婴员　　　D. 其他人

40. 育婴员需具备（　　）等技巧，才能和婴幼儿沟通好。

    A. 面部表情、动作、应答、身体抚触

    B. 面部表情、身体抚触

    C. 应答、身体抚触

    D. 动作、应答

41. 与家长沟通的技术中"区别对待，因人而异"是指育婴员要（　　）。

    A. 了解家长的需求，区别对待，有针对性

    B. 了解家长的需求，区别对待

    C. 了解家长的需求，有针对性

    D. 区别对待，有针对性

42. （　　）教养观念是："要尊重婴幼儿身心发展的规律，顺应婴幼儿的天性，让他们能在丰富、适宜的环境中自然发展，和谐、充实地发展。"

    A. 科学的　　　　B. 传统的　　　　C. 现代的　　　　D. 理性的

43. 进行带教与培训的方法主要有（　　）。

　　A. 实践指导法　　　　　　　　B. 分析讨论法

　　C. 实践指导法与经验分享法　　D. 实践指导法、分析讨论法、经验分享法等

44. 实践指导法、分析讨论法、经验分享法等是（　　）中常用的方法。

　　A. 家长指导　　　B. 带教与培训　　　C. 婴幼儿教养　　　D. 婴幼儿游戏

45. 培训中，如果学员在操作过程中发生了问题，需要了解发生问题的原因、进行讨论、商量解决措施，这就需要采用（　　）。

　　A. 分析讨论法　　　B. 实践指导法　　　C. 经验分享法　　　D. 其他方法

46. 进行带教与培训的模式有（　　）。

　　A. 集中培训、专题讲座、学习交流

　　B. 个别指导、现场指导、专题讲座

　　C. 集中培训、专题讲座、个别指导、现场指导、学习交流等

　　D. 集中培训、学习交流

47. 集中培训、专题讲座、个别指导、现场指导、学习交流是（　　）中常用的模式。

　　A. 婴幼儿照料　　　B. 婴幼儿游戏　　　C. 婴幼儿教育　　　D. 带教与培训

48. 育婴员带教与培训工作的两个环节是（　　）。

　　A. 制订培训与带教计划、确定培训班筹备与工作流程

　　B. 制订培训计划、制订带教计划

　　C. 确定培训班筹备与工作流程、拟定培训目标

　　D. 制定培训方案、拟定培训目标

49. 制订培训与带教计划、确定培训班筹备与工作流程是（　　）工作的两个环节。

　　A. 家长指导服务　　　　　　　B. 婴幼儿照料、护理和教育

　　C. 育婴员带教与培训　　　　　D. 育婴员（三级）其他

50. 育婴员带教和培训按时间可分为长期培训、短期培训和不定期培训，需根据（　　）进行安排。

　　A. 婴幼儿的需求　　　　　　　B. 学员需求和工作要求

　　C. 工作需求　　　　　　　　　D. 家庭要求

51. 带教培训的（　　）是带教培训计划的内容。

A. 地点和内容

B. 参加人员范围

C. 参加人员范围、目标、时间、地点、内容、方法、对学员的具体要求等

D. 目标、时间和方法

52. 参加人员范围、带教培训的目标、时间、地点、内容、方法、对学员的具体要求等是带教培训计划的（　　）。

A. 内容　　　　　　B. 方法　　　　　　C. 模式　　　　　　D. 原则

53. 选择带教培训（　　）最重要的条件是持有培训上岗证。

A. 地点　　　　　　B. 教师　　　　　　C. 学员　　　　　　D. 方法

54. 有授课教室和实习操作场所的地方才可以作为（　　）。

A. 上理论课的场地　　　　　　B. 上实习课的场地

C. 带教培训的场地　　　　　　D. 考试的场地

55. （　　）是培训班的筹备与工作流程。

A. 发放招生简章、学员报名注册

B. 发放课程表、听课证和教材

C. 发放招生简章，学员报名注册，发放课程表、听课证、教材，学员评估，结业，发放证书等

D. 学员评估、结业、发放证书

56. 发放招生简章，学员报名注册，发放课程表、听课证和教材，学员评估，结业，发放证书是培训班的（　　）。

A. 筹备工作　　　　　　B. 筹备与工作流程

C. 开班后的工作流程　　　　　　D. 结束工作

57. 带教培训的管理是指对（　　）的管理。

A. 教师、学员、班级　　　　　　B. 班级

C. 教师　　　　　　D. 学员

58. 保证带教培训的质量、维持良好的学习秩序、提高学员学习效率是带教培训管理中（　　）的主要目的。

A. 教师管理　　　B. 班级管理　　　C. 学员管理　　　D. 学籍管理

三、多项选择题（选择一个以上正确的答案，将相应的字母填入题内的括号中）

1. 育婴员（三级）的工作任务是（　　　）。

   A. 照料婴幼儿

   B. 对低等级育婴员进行业务指导和培训

   C. 对婴幼儿进行疾病治疗

   D. 教育婴幼儿

   E. 对家长进行家庭育婴指导

2. 育婴员家长指导工作的任务是（　　　）。

   A. 指导家长优化家庭教养环境

   B. 提高家长家庭教养水平

   C. 增强家长法制意识

   D. 宣传指导家园合作教养

   E. 优化教养环境

3. 婴幼儿家庭教育指导工作的具体内容包括婴幼儿的（　　　）等。

   A. 智力开发

   B. 家庭教育

   C. 家庭保健与护理

   D. 家庭生活照料

   E. 机构教养

4. 常见的家长育儿盲点有（　　　）。

   A. 想法正确却误用了例子

   B. 按照婴幼儿的成长规律进行教养

   C. 没有思考太多

   D. 太执着于陈旧的固定观念

   E. 针对自己宝宝的情况进行养育

5. 育婴员在对婴幼儿的日常护理中，（　　　）。

   A. 只要按照家长要求做好看护

   B. 要细心观察其生长发育情况

   C. 一旦发现有早期生理发育异常与偏移，及早就诊

   D. 只要做好生活照料

   E. 要及时建议家长带其到专业医院进行检查

6. 在开发婴幼儿智力的过程中，（　　　）。

   A. 要根据婴幼儿的年龄和心理特点进行开发

   B. 要鼓励婴幼儿多提问、多动手、多思考、多创造

C. 要尽可能地为婴幼儿创造一个良好的环境

D. 要从婴幼儿的实际出发，循序渐进而不能揠苗助长

E. 不能忽视非智力因素的培养

7. 给家长推荐育儿读物的内容可以是（　　　）等。

A. 疾病的预防和护理　　　　　　　　B. 季节变化应注意的事项

C. 婴幼儿身心发展的规律　　　　　　D. 亲子游戏

E. 营养保健

8. 常用的集体指导的形式有（　　　）等。

A. 经验分享交流会　　　　　　　　　B. 讲座与报告会

C. 电话联系　　　　　　　　　　　　D. 专题讨论辨析会

E. 开放活动

9. 家长指导需根据指导的（　　　）选择不同的、适宜的指导形式。

A. 对象　　　　　　　　B. 内容　　　　　　　　C. 目标

D. 评价　　　　　　　　E. 方案

10. 操作示范法指（　　　）向家长示范正确科学的教养操作方法和过程。

A. 根据育婴员自身的兴趣　　　　　　B. 根据婴幼儿的年龄特点

C. 根据家长的育儿需求　　　　　　　D. 根据社会流行时尚

E. 根据婴幼儿的身心发育特点

11. 育婴员在与婴幼儿接触过程中，必须仔细全面观察，（　　　），这称为及时反馈建议法。

A. 做好各项记录　　　　　　　　　　B. 及时向家长反馈

C. 以婴幼儿的发展现状为根据　　　　D. 给予操作示范

E. 给家长科学教养方法的建议

12. 在和家长沟通中，除了聆听和非语言沟通技巧的应用外，和家长谈话要围绕（　　　）等相关话题。

A. 衣着服饰　　　　　　B. 婴幼儿生活　　　　　　C. 社会时尚

D. 婴幼儿成长　　　　　　E. 育儿方法

13. 育婴员需熟记婴幼儿的生长发育规律和特点，（　　）向家长讲解科学育儿知识和示范操作方法。

　　A. 规范地　　　　　　　　B. 创新性地　　　　　　　　C. 及时地

　　D. 正确地　　　　　　　　E. 有针对性地

14. 育婴员需根据婴幼儿的月龄特点及科学育儿方法（　　）解答家长所提出的问题。

　　A. 简单地　　　　　　　　　　　　B. 快速地

　　C. 详细地　　　　　　　　　　　　D. 耐心地

　　E. 正确规范地

15. 对低等级育婴员进行带教与培训的意义是（　　）。

　　A. 提高育婴人员队伍的专业素质　　B. 提高早教工作质量

　　C. 规范从业人员市场　　　　　　　D. 提高家长育儿水平

　　E. 促进我国早教科学、规范地发展

16. （　　）是带教与培训的原则。

　　A. 规范操作　　　　　　　　　　　B. 理论联系实际

　　C. 弱化操作　　　　　　　　　　　D. 互动

　　E. 重视理论

17. 对低等级育婴员进行带教培训的内容主要包括（　　）等。

　　A. 低等级育婴员的工作内容

　　B. 低等级育婴员的专业知识和技能要求

　　C. 上门育儿与家长指导服务的礼仪和要求

　　D. 与婴幼儿沟通的技巧

　　E. 与家长沟通的艺术

18. 育婴员（五级）的工作内容为（　　）。

　　A. 生活照料　　　　　　　　　　　B. 日常生活保健与护理

　　C. 带教其他育婴员　　　　　　　　D. 家长指导

　　E. 教育

19. （　　）等都是与婴幼儿沟通的技巧。

A. 面部表情　　　　　B. 动作　　　　　　　　C. 应答

D. 身体抚触　　　　　E. 对家长的态度

20. 与家长沟通的技术包括（　　）。

A. 区别对待，因人而异　　　　　　B. 简明扼要，内容充实

C. 积极引导，摸清问题　　　　　　D. 提出建议，具体帮助

E. 以上都是

21. （　　）等是带教与培训中常用的方法。

A. 远程视频指导法　　　　　　　　B. 实践指导法

C. 分析讨论法　　　　　　　　　　D. 理论讲授法

E. 经验分享法

22. 带教培训中要根据（　　）来选择带教培训的方法。

A. 不同的学员　　　　　　　　　　B. 不同的培训目的

C. 学员的不同需求　　　　　　　　D. 不同的培训要求

E. 不同的教师

23. （　　）等是带教与培训的常用模式。

A. 集中培训　　　　　B. 专题讲座　　　　　　C. 个别指导

D. 现场指导　　　　　E. 学习交流

24. （　　）是育婴员带教与培训工作中要抓好的两个主要环节。

A. 制订好培训计划　　　　　　　　B. 制订好培训与带教计划

C. 确定培训班的筹备与工作流程　　D. 培训班的筹备

E. 确定培训班的工作流程

25. 育婴员带教和培训需根据不同学员的需求和工作要求来确定，可分为（　　）培训。

A. 长期　　　　　　　B. 短期　　　　　　　　C. 终身

D. 不定期　　　　　　E. 定期

26. 带教和培训的计划一般包括带教培训（　　）。

A. 参加人员范围　　　B. 目标、时间　　　　　C. 地点、内容

D. 方法   E. 对教师和学员的具体要求

27. 选择带教培训教师最重要的条件是（   ）。

A. 具有培训资格   B. 能讲会做

C. 有育婴实践经验   D. 有育婴理论

E. 持有培训上岗证

28. 带教培训的场地（   ）的地方。

A. 要选择只有授课教室

B. 要选择既有授课教室，又有实践操作场所

C. 不可选择没有实践操作场所

D. 不可选择虽有实践操作的场所但没有授课教室

E. 要选择只有操作场所

29. 带教培训管理中的班级管理的主要目的是（   ）。

A. 维持良好的学习秩序   B. 提高学习效率

C. 提高学生积极性   D. 提高教师积极性

E. 保证培训质量

第4部分

操作技能复习题

生活照料

一、为 10 个月的人工喂养婴儿设计 1 天食谱（试题代码：1.1.1①；考核时间：5 min）

1. 试题单

（1）操作条件。提供以下内容的卡片。

1）配方奶 100 mL、150 mL、180 mL、210 mL 各 6 张。

2）大米 25 g、30 g 各 1 张。

3）面条 25 g、30 g 各 1 张。

4）蛋 1 个 1 张。

5）猪肉 20 g、25 g 各 1 张。

6）虾仁 20 g、25 g 各 1 张。

7）鱼 20 g、25 g 各 1 张。

8）鸡肉 20 g、25 g 各 1 张。

9）青菜 20 g、25 g 各 1 张。

10）胡萝卜 20 g、25 g 各 1 张。

11）卷心菜 10 g、15 g 各 1 张。

---

① 试题代码表示该试题在鉴定方案考核项目表中的所属位置。左起第一位表示项目号，第二位表示单元号，第三位表示在该项目、单元下的第几个试题。

12）青豆 10 g、15 g 各 1 张。

13）豆腐干 10 g、20 g 各 1 张。

14）植物油 2 g、3 g 各 1 张。

（2）操作内容。用上述卡片配菜、设计食谱。

（3）操作要求

1）总量控制在要求范围内。

2）餐次安排适合 10 个月的婴儿。

3）花色多样。

2. 评分表

试题代码及名称			1.1.1 为 10 个月的人工喂养婴儿设计 1 天食谱		考核时间				5 min	
评价要素		配分（分）	等级	评分细则	评定等级					得分（分）
					A	B	C	D	E	
1	正确的餐次为 6～7 次，时间安排合理	9	A	完全正确						
			B	—						
			C	餐次正确，时间安排不合理						
			D	餐次过多或不足						
			E	完全错误或未答题						
2	总量控制在要求范围内	8	A	能计算正确						
			B	—						
			C	能计算总量，略有误差						
			D	—						
			E	完全错误或未答题						
3	花色多样	8	A	注意花色，选材多样，搭配合理						
			B	注意花色，选材不够多样						
			C	搭配合理，花色不够多样						
			D	花色单调						
			E	完全错误或未答题						
合计配分		25		合计得分						

等级	A（优）	B（良）	C（及格）	D（较差）	E（差或未答题）
比值	1.0	0.8	0.6	0.2	0

"评价要素"得分＝配分×等级比值。

二、为 15 个月的幼儿设计 1 天食谱（试题代码：1.1.2；考核时间：5 min）

1. 试题单

（1）操作条件。提供以下内容的卡片。

1）配方奶 100 mL、150 mL、180 mL、210 mL 各 6 张。

2）大米 25 g、30 g 各 1 张。

3）面条 25 g、30 g 各 1 张。

4）蛋 1 个 1 张。

5）猪肉 25 g、30 g 各 1 张。

6）虾仁 25 g、30 g 各 1 张。

7）鸡肉 25 g、30 g 各 1 张。

8）菠菜 20 g、25 g 各 1 张。

9）胡萝卜 20 g、25 g 各 1 张。

10）青豆 20 g、25 g 各 1 张。

11）豆腐 25 g、50 g 各 1 张。

12）植物油 4 g、5 g 各 1 张。

（2）操作内容。用卡片配菜、设计食谱。

（3）操作要求

1）总量在要求范围内。

2）餐次安排适合 15 个月的幼儿。

3）花色多样。

2. 评分表

试题代码及名称			1.1.2 为 15 个月的幼儿设计 1 天食谱		考核时间				5 min	
评价要素	配分（分）	等级	评分细则		评定等级					得分（分）
					A	B	C	D	E	
1 正确的餐次为 6 次，时间安排合理	9	A	完全正确							
		B	—							
		C	餐次正确，时间安排不合理							
		D	餐次过多或不足							
		E	完全错误或未答题							
2 总量控制在要求范围内	8	A	能计算正确							
		B	—							
		C	能计算总量，略有误差							
		D	—							
		E	完全错误或未答题							
3 花色多样	8	A	注意花色，选材多样，搭配合理							
		B	注意花色，选材不够多样							
		C	搭配合理，花色不够多样							
		D	花色单调							
		E	完全错误或未答题							
合计配分	25		合计得分							

等级	A（优）	B（良）	C（及格）	D（较差）	E（差或未答题）
比值	1.0	0.8	0.6	0.2	0

"评价要素"得分＝配分×等级比值。

三、为 21 个月的幼儿设计 1 天食谱（试题代码：1.1.3；考核时间：5 min）

1. 试题单

（1）操作条件。提供以下内容的卡片。

1）配方奶 100 mL、150 mL、180 mL、210 mL 各 6 张。

2）大米 30 g、35 g 各 1 张。

3）面条 30 g、35 g 各 1 张。

4）蛋 1 个 1 张。

5）猪肉 25 g、30 g 各 1 张。

6）虾仁 25 g、30 g 各 1 张。

7）鱼 25 g、30 g 各 1 张。

8）菠菜 20 g、25 g 各 1 张。

9）胡萝卜 20 g、25 g 各 1 张。

10）青豆 20 g、25 g 各 1 张。

11）豆腐 25 g、50 g 各 1 张。

12）植物油 4 g、5 g 各 1 张。

（2）操作内容。用卡片配菜、设计食谱。

（3）操作要求

1）总量在要求范围内。

2）餐次安排适合 21 个月的幼儿。

3）花色多样。

2. 评分表

试题代码及名称			1.1.3 为 21 个月的幼儿设计 1 天食谱		考核时间			5 min	
评价要素	配分（分）	等级	评分细则	评定等级					得分（分）
				A	B	C	D	E	
1　正确的餐次为 6～7 次，时间安排合理	9	A	完全正确						
		B	—						
		C	餐次正确，时间安排不合理						
		D	餐次过多或不足						
		E	完全错误或未答题						
2　总量控制在要求范围内	8	A	能计算正确						
		B	—						
		C	能计算总量，略有误差						
		D	—						
		E	完全错误或未答题						

续表

试题代码及名称			1.1.3 为 21 个月的幼儿设计 1 天食谱		考核时间	5 min		
评价要素	配分（分）	等级	评分细则		评定等级			得分（分）
					A　B　C　D　E			
3　花色多样	8	A	注意花色，选材多样，搭配合理					
		B	注意花色，选材不够多样					
		C	搭配合理，花色不够多样					
		D	花色单调					
		E	完全错误或未答题					
合计配分	25		合计得分					

等级	A（优）	B（良）	C（及格）	D（较差）	E（差或未答题）
比值	1.0	0.8	0.6	0.2	0

"评价要素"得分＝配分×等级比值。

四、人工喂养婴幼儿便秘的矫治（试题代码：1.2.1；考核时间：5 min）

1. 试题单

（1）操作条件

1）牛奶或奶粉。

2）奶瓶。

3）汤匙。

4）杯子。

5）热水和热水瓶。

6）食用糖。

7）蔬菜。

8）炒锅。

9）便盆。

10）开塞露。

（2）操作内容。针对婴幼儿便秘的情况，选择并采取几种适当的矫治方法。

（3）操作要求

1）能够在全面考虑便秘的情况下采取多种方法。

2）能够进行规范操作。

2. 评分表

试题代码及名称				1.2.1人工喂养婴幼儿便秘的矫治	考核时间				5 min	
评价要素		配分（分）	等级	评分细则	评定等级					得分（分）
					A	B	C	D	E	
1	正确冲调牛奶、奶粉，加糖	6	A	正确，操作熟练						
			B	正确，操作不够熟练						
			C	配置不合理						
			D	—						
			E	完全错误或未答题						
2	蔬菜制作成菜泥或菜水	6	A	正确，操作熟练						
			B	正确，操作不够熟练						
			C	配置不合理						
			D	—						
			E	完全错误或未答题						
3	训练按时排便	6	A	正确，操作熟练，能说明理由						
			B	—						
			C	只能操作，没有说明理由						
			D	—						
			E	完全错误或未答题						
4	开塞露的使用	7	A	正确，操作熟练						
			B	—						
			C	正确，操作不够熟练						
			D	—						
			E	完全错误或未答题						
合计配分		25		合计得分						

等级	A（优）	B（良）	C（及格）	D（较差）	E（差或未答题）
比值	1.0	0.8	0.6	0.2	0

"评价要素"得分＝配分×等级比值。

五、护理患腹泻的婴儿（试题代码：1.2.2；考核时间：5 min）

1. 试题单

（1）操作条件

1）500 mL 容器、1 000 mL 容器。

2）汤匙。

3）杯子。

4）食用糖、盐。

5）护臀软膏或四环素软膏。

6）毛巾。

7）尿布。

（2）操作内容

1）针对腹泻患儿的情况，采取几种方法进行护理。

2）能够应用提供的材料。

（3）操作要求

1）采取的方法能够改善腹泻患儿的状况。

2）能够进行规范操作。

2. 评分表

试题代码及名称			1.2.2 护理患腹泻的婴儿		考核时间		5 min		
评价要素	配分（分）	等级	评分细则	评定等级					得分（分）
				A	B	C	D	E	
1 自制糖盐水	5	A	配比正确，操作熟练						
		B	配比正确，操作不够熟练						
		C	—						
		D	配比不正确						
		E	完全错误或未答题						

续表

试题代码及名称			1.2.2 护理患腹泻的婴儿			考核时间		5 min
评价要素	配分(分)	等级	评分细则	评定等级				得分(分)
				A B C D E				
2 给婴儿喂食糖盐水	5	A	方法正确，操作熟练					
		B	—					
		C	操作不够熟练					
		D						
		E	完全错误或未答题					
3 大便后的清洗	5	A	方法正确，操作熟练					
		B	—					
		C	操作不够熟练					
		D	—					
		E	完全错误或未答题					
4 餐具消毒	5	A	方法正确，操作熟练					
		B	—					
		C	操作不够熟练					
		D	—					
		E	完全错误或未答题					
5 饭前便后洗手	5	A	正确，无须提醒					
		B	—					
		C	—					
		D	需要提醒					
		E	完全错误或未答题					
合计配分	25		合计得分					

等级	A（优）	B（良）	C（及格）	D（较差）	E（差或未答题）
比值	1.0	0.8	0.6	0.2	0

"评价要素"得分＝配分×等级比值。

日常生活保健与护理

一、酒精擦浴（试题代码：2.1.1；考核时间：5 min）

1. 试题单

（1）操作条件

1）婴儿模型或娃娃，标示 1 岁，正在发高烧。

2）婴儿床。

3）毛巾。

4）酒精 50 mL。

5）温水 50 mL。

6）消毒纱布 20 cm×20 cm。

7）体温表。

8）用于记录的白纸。

9）笔。

（2）操作内容

1）口述酒精擦浴的应用范围。

2）对高热的婴儿进行酒精擦浴。

（3）操作要求

1）能够掌握酒精擦浴的关键因素。

2）能够演示擦浴的具体部位。

3）能够进行规范操作。

2. 评分表

试题代码及名称				2.1.1 酒精擦浴	考核时间				5 min	
评价要素		配分(分)	等级	评分细则	评定等级					得分(分)
					A	B	C	D	E	
1	体温 39℃ 以上是酒精擦浴的指征	5	A	知道高热，能正确说出度数						
			B	—						
			C	知道高热，不能正确说出度数，启发后才讲出						
			D	只知道高热，说出的度数过高						
			E	完全错误或未答题						
2	酒精和温水 1：1 配比	5	A	掌握正确比例，并用温水稀释						
			B	—						
			C	用温水稀释，但比例不正确						
			D	—						
			E	完全错误或未答题						
3	脱衣服，露颈、四肢	5	A	操作正确，擦浴前不露婴儿躯干						
			B	—						
			C	能暴露操作的部位，但过度						
			D	—						
			E	完全错误或未答题						
4	擦浴部位：颈下、腋下、大血管部位、腹股沟、四肢	5	A	能选择正确的擦浴部位，掌握湿度						
			B	能选择其中 4 处擦浴部位						
			C	能选择其中 3 处擦浴部位						
			D	能选择其中 1~2 处擦浴部位						
			E	完全错误或未答题						

试题代码及名称			2.1.1 酒精擦浴						考核时间	5 min
评价要素	配分（分）	等级	评分细则	评定等级						得分（分）
				A	B	C	D	E		
5 注意事项：胸腹及背部皮肤发绀、四肢冰凉或在寒战时，不能用冷水或冰水	5	A	全部讲出							
		B	—							
		C	讲出其中 2 处							
		D	讲出其中 1 处							
		E	完全错误或未答题							
合计配分	25		合计得分							

等级	A（优）	B（良）	C（及格）	D（较差）	E（差或未答题）
比值	1.0	0.8	0.6	0.2	0

"评价要素"得分＝配分×等级比值。

二、对高热婴幼儿进行冰袋降温（试题代码：2.1.2；考核时间：5 min）

1. 试题单

（1）操作条件

1）婴幼儿模型或娃娃。

2）冰袋。

3）棉布。

4）干、湿毛巾各两块。

5）消毒纱布若干。

6）冰块若干。

7）体温计（肛表）。

（2）操作内容

1）根据发热的情况，采用降温方法。

2）进行冰袋降温。

（3）操作要求

1）能够独立完成降温。

2）能够在正确部位放置冰袋。

3）操作规范，能够说明要领。

2. 评分表

试题代码及名称			2.1.2 对高热婴幼儿进行冰袋降温		考核时间				5 min
评价要素		配分(分)	等级	评分细则	评定等级				得分(分)
					A	B	C	D	E
1	明确物理降温方法和冰袋可放置的位置	6	A	知道冰袋降温法，知道放置位置					
			B	—					
			C	不知道冰袋降温法，知道放置位置					
			D	知道冰袋降温法，不知道放置位置					
			E	完全错误或未答题					
2	检查冰袋，装入冰块或冰水，拧紧盖子	7	A	吹气检查，正确装入，盖紧					
			B	—					
			C	操作不够熟练					
			D	直接装冰，没有检查					
			E	完全错误或未答题					
3	冰袋上包裹棉布、毛巾或纱布	7	A	正确					
			B	—					
			C	有包裹，但厚薄不适当					
			D	—					
			E	完全错误或未答题					
4	放置位置：枕部、颈下、腋下、腹股沟	5	A	全部放置，操作熟练					
			B	放置其中3处					
			C	放置其中2处					
			D	放置其中1处					
			E	完全错误或未答题					
合计配分		25		合计得分					

等级	A（优）	B（良）	C（及格）	D（较差）	E（差或未答题）
比值	1.0	0.8	0.6	0.2	0

"评价要素"得分＝配分×等级比值。

三、婴幼儿在喂食时突然惊厥的处理（试题代码：2.1.3；考核时间：5 min）

1. 试题单

（1）操作条件

1）婴幼儿餐具一套，包括碗和汤匙。

2）婴幼儿模型或娃娃。

3）小凳。

4）冰袋，含冰块若干。

5）消毒纱布。

6）家庭小药箱1个，内有药品，如退热药。

7）操作台或婴儿床。

（2）操作内容

1）口述惊厥的症状。

2）能够采取几种适当的方式进行处理。

（3）操作要求

1）能够口述症状。

2）能够采取多种处理方法。

3）能够进行规范的操作。

2. 评分表

试题代码及名称			2.1.3 婴幼儿在喂食时突然惊厥的处理					考核时间		5 min
评价要素	配分（分）	等级	评分细则	评定等级						得分（分）
				A	B	C	D	E	
1 惊厥症状：双目向上翻、四肢抽动	5	A	讲出两种症状						
		B	一						
		C	讲出其中1种						
		D	一						
		E	完全错误或未答题						

续表

试题代码及名称				2.1.3 婴幼儿在喂食时突然惊厥的处理		考核时间				5 min	
评价要素		配分（分）	等级	评分细则	评定等级					得分（分）
					A	B	C	D	E	
2	停止喂食，挖出食物，防止窒息	5	A	即刻停止喂食，迅速挖出婴儿口含食物，操作熟练						
			B	—						
			C	操作不够迅速、熟练						
			D	—						
			E	完全错误或未答题						
3	纱布包在汤匙柄外，塞在婴幼儿上下牙槽间，防止牙齿咬伤舌头	5	A	熟练操作，位置正确						
			B	位置正确，操作不够熟练						
			C	—						
			D	位置不正确						
			E	完全错误或未答题						
4	解开婴幼儿衣领，使其侧卧；指掐婴幼儿人中穴；准备冰袋降温	5	A	解开衣领、侧卧同时进行，注意降温						
			B	两个动作没有同时进行						
			C	—						
			D	能完成一个动作						
			E	完全错误或未答题						
5	打电话，送急诊	5	A	动作较快，即刻打电话"120"						
			B	—						
			C	即刻抱起婴幼儿去就近医院						
			D	反应迟钝，不知所措						
			E	完全错误或未答题						
合计配分		25		合计得分						

等级	A（优）	B（良）	C（及格）	D（较差）	E（差或未答题）
比值	1.0	0.8	0.6	0.2	0

"评价要素"得分＝配分×等级比值。

四、怎样做晨检，怎样问简单病史，怎样处理（试题代码：2.1.4；考核时间：5 min）

1. 试题单

（1）操作条件

1）用于记录的白纸。

2）笔。

3）一份婴幼儿的简单病史，内容如下：昨天起发热，今日精神不佳，不愿起床。

4）体温计。

（2）操作内容

1）演示给婴幼儿进行晨检的过程和方法。

2）演示在晨检中发现问题时的处理方法。

（3）操作要求

1）能够独立完成晨检的步骤。

2）能够采用正确的晨检方法。

3）在发现问题时，能够采用适当的处理方法。

2．评分表

试题代码及名称			2.1.4 怎样做晨检，怎样问简单病史，怎样处理			考核时间		5 min	
评价要素	配分（分）	等级	评分细则	评定等级					得分（分）
				A	B	C	D	E	
1　晨检内容：四肢行动、精神、面色、鼻腔、口腔、皮肤（色）、呼吸	10	A	检查项目全面						
		B	能说出其中 6 项						
		C	能说出其中 4～5 项						
		D	能说出其中 1～3 项						
		E	完全错误或未答题						
2　问简单病史（或观察），如发热、呕吐、咳嗽、腹泻、胃口、小便、精神、睡眠	5	A	询问（包括观察到的）8 项						
		B	能问热、咳、吐、泻、尿 5 项						
		C	能问热、咳、吐、泻 4 项						
		D	能问热、咳 2 项						
		E	完全错误或未答题						

续表

试题代码及名称			2.1.4 怎样做晨检，怎样问简单病史，怎样处理		考核时间				5 min
评价要素		配分（分）	等级	评分细则	评定等级				得分（分）
					A	B	C	D	E
3	简单分析症状轻重	5	A	能分析出重病状态，即刻就诊					
			B	—					
			C	启发后能做出分析					
			D	不能做出分析或提出及时就诊					
			E	完全错误或未答题					
4	处理： （1）观察 （2）陪同看病 （3）继续吃药等治疗 （4）记录	5	A	通过分析后明确 4 种处理方法					
			B	能说出其中 3 项					
			C	能说出其中 2 项					
			D	能说出其中 1 项					
			E	完全错误或未答题					
合计配分		25		合计得分					

等级	A（优）	B（良）	C（及格）	D（较差）	E（差或未答题）
比值	1.0	0.8	0.6	0.2	0

"评价要素" 得分＝配分×等级比值。

五、咽喉和气管异物急救（试题代码：2.2.1；考核时间：5 min）

1. 试题单

（1）操作条件。婴幼儿模型或娃娃。

（2）操作内容

1）口述气管异物发生的原因。

2）进行气管异物家庭急救。

3）用推腹法急救。

（3）操作要求

1）能够条理清晰地口述气管异物发生的原因。

2）能够规范地进行急救程序的操作。

3）能够规范地进行推腹法的操作。

2. 评分表

试题代码及名称			2.2.1 咽喉和气管异物急救		考核时间				5 min
评价要素	配分（分）	等级	评分细则	评定等级 A	B	C	D	E	得分（分）
1 口述气管异物原因：婴幼儿的会厌软骨不敏感，食物滑到气管里	6	A	条理清晰						
		B	—						
		C	条理基本清晰						
		D							
		E	完全错误或未答题						
2 事先检查	6	A	全面、仔细						
		B	—						
		C	有检查、不仔细						
		D	检查非常简单						
		E	完全错误或未答题						
3 急救程序	6	A	操作规范，动作熟练						
		B	—						
		C	操作基本规范，动作不够熟练						
		D	有操作						
		E	完全错误或未答题						
4 推腹法的操作	7	A	操作规范，动作熟练						
		B	—						
		C	动作不够熟练						
		D							
		E	完全错误或未答题						
合计配分	25		合计得分						

等级	A（优）	B（良）	C（及格）	D（较差）	E（差或未答题）
比值	1.0	0.8	0.6	0.2	0

"评价要素"得分＝配分×等级比值。

六、下肢股骨骨折的包扎（试题代码：2.2.2；考核时间：5 min）

1. 试题单

（1）操作条件

1）婴幼儿模型或娃娃。

2）木棒或夹板。

3）绷带。

4）毛巾。

5）消毒纱布。

（2）操作内容

1）口述下肢股骨骨折的特点。

2）固定骨折部位。

3）观察全身。

（3）操作要求

1）能够内容完整地口述下肢股骨骨折的特点。

2）能够规范地固定骨折部位。

3）能够进行全身观察的演示。

2. 评分表

试题代码及名称			2.2.2 下肢股骨骨折的包扎		考核时间		5 min			
评价要素		配分（分）	等级	评分细则	评定等级					得分（分）
					A	B	C	D	E	
1	口述骨折特点	6	A	条理清晰，完整						
			B	条理基本清晰						
			C	讲出其中 2 条						
			D	讲出其中 1 条						
			E	完全错误或未答题						
2	(1) 检查伤口 (2) 伤口消毒 (3) 覆盖纱布	6	A	全面、仔细						
			B	—						
			C	做到其中 2 点						
			D	做到其中 1 点						
			E	完全错误或未答题						

试题代码及名称			2.2.2 下肢股骨骨折的包扎		考核时间			5 min	

评价要素		配分（分）	等级	评分细则	评定等级					得分（分）
					A	B	C	D	E	
3	操作程序	7	A	操作程序正确，动作熟练						
			B	—						
			C	操作程序基本正确，动作不够熟练						
			D	—						
			E	完全错误或未答题						
4	全身观察 （1）讲述观察内容 （2）固定后搬运 （3）注意生命体征	6	A	观察全面、仔细，注意后续情况						
			B	有观察，但不够连贯						
			C	做到其中2点						
			D	做到其中1点						
			E	完全错误或未答题						
合计配分		25		合计得分						

等级	A（优）	B（良）	C（及格）	D（较差）	E（差或未答题）
比值	1.0	0.8	0.6	0.2	0

"评价要素"得分＝配分×等级比值。

七、心脏按压和人工呼吸（试题代码：2.2.3；考核时间：5 min）

1. 试题单

（1）操作条件

1）婴幼儿模型或娃娃。

2）毯子。

（2）操作内容

1）指出人体心脏和动脉的位置。

2）口述心脏按压和人工呼吸的适用范围。

3）进行心脏按压和人工呼吸。

（3）操作要求

1）能够准确找出心脏和动脉的位置。

2）能够简洁地说明心脏按压和人工呼吸的适用范围。

3）能够进行心脏按压和人工呼吸的规范操作。

2. 评分表

试题代码及名称			2.2.3 心脏按压和人工呼吸		考核时间			5 min	
评价要素	配分（分）	等级	评分细则	评定等级					得分（分）
				A	B	C	D	E	
1	心脏和动脉的位置	6	A	准确					
			B	—					
			C	—					
			D	两者之一不准确					
			E	完全错误或未答题					
2	口述适用范围： （1）窒息 （2）休克 （3）触电	6	A	准确、完整					
			B	—					
			C	—					
			D						
			E	完全错误或未答题					
3	操作规范： （1）年龄 （2）场地 （3）操作动作等	7	A	规范、完整					
			B	完整，但稍有遗漏					
			C	讲出其中 2 点					
			D	讲出其中 1 点					
			E	完全错误或未答题					
4	心脏挤压和人工呼吸次数比例适当	6	A	准确					
			B	—					
			C	—					
			D	—					
			E	完全错误或未答题					
合计配分	25		合计得分						

等级	A（优）	B（良）	C（及格）	D（较差）	E（差或未答题）
比值	1.0	0.8	0.6	0.2	0

"评价要素"得分＝配分×等级比值。

教育和家长指导

一、运用发育诊断法对 2 岁幼儿以不同的步子行走的能力进行测试（试题代码：3.1.1；考核时间：5 min）

1. 试题单

（1）操作条件

1）一个安静而较少干扰的环境。

2）参考表"行走的测试"（附后）。

3）书写笔。

（2）操作内容

1）运用发育诊断法的项目和方法。

2）测试一个婴幼儿的行走能力。

（3）操作要求

1）能够运用测试项目和方法。

2）能够使用指导语。

3）能够记录测试结果。

4）能够进行评分。

5）能够提出教育建议。

参考表"行走的测试"

发育年龄	测试题	指导语
2 岁	（1）向后退 3 步	"像我这样向后退"（示范）
	（2）向后退 2 m	
	（3）踮着脚尖走 3 步	"像我这样踮着脚尖走"（示范）

续表

发育年龄	测试题	指导语
3岁	(4) 用脚尖顶着脚跟向前走3步	"像我这样把脚尖放在脚跟后面向前走"（示范）
	(5) 踮着脚尖走2 m	
	(6) 在直线上行走	"像我这样，在这条直线上走"（示范）
4岁	(7) 沿着直径为1 m的圆线走	"沿着圆线走，脚不要离开线"（示范）
	(8) 用脚尖顶着脚跟向前走2 m	"像我这样，用你的脚在这线上交叉着走"（示范）
	(9) 以剪刀步在25 mm宽的直线上向前走2 m	

评分：能没有困难地沿着2 m长的直线走，则达到3岁。

能沿着圆线走，不失去平衡，则达到4岁。

2. 评分表

试题代码及名称				3.1.1 运用发育诊断法对2岁幼儿以不同的步子行走的能力进行测试	考核时间					5 min
评价要素		配分（分）	等级	评分细则	评定等级					得分（分）
					A	B	C	D	E	
1	运用测试项目和方法	5	A	正确熟练地运用测试项目和方法						
			B	较正确地运用测试项目和方法						
			C	运用的测试方法不够正确						
			D	选用的测试项目错误						
			E	完全错误或未答题						
2	使用指导语	5	A	恰当地使用指导语						
			B	—						
			C	能注意使用指导语，但不够恰当						
			D	—						
			E	完全错误或未答题						
3	记录测试结果	5	A	正确记录测试结果						
			B	—						
			C	记录测试结果，但方法不够正确						
			D	记录内容有部分错误						
			E	完全错误或未答题						

试题代码及名称			3.1.1　运用发育诊断法对2岁幼儿以不同的步子行走的能力进行测试		考核时间				5 min	
评价要素	配分（分）	等级	评分细则	评定等级					得分（分）	
				A	B	C	D	E		
4　评分	5	A	正确评分							
		B	—							
		C	评分与实际结果有一些出入							
		D	—							
		E	完全错误或未答题							
5　教育建议	5	A	提出恰当的教育建议							
		B	—							
		C	教育建议基本贴切							
		D	教育建议有一些实际意义							
		E	完全错误或未答题							
合计配分	25		合计得分							

等级	A（优）	B（良）	C（及格）	D（较差）	E（差或未答题）
比值	1.0	0.8	0.6	0.2	0

"评价要素"得分＝配分×等级比值。

二、为2岁幼儿编制规范、适宜的个别化游戏活动计划（试题代码：3.1.2；考核时间：5 min）

1. 试题单

（1）操作条件

1）幼儿模型或娃娃，标示2岁、大动作发展正常，已参与过游戏活动。

2）清洁安静的室内环境。

3）书写笔。

（2）操作内容。在了解幼儿的基本状况（具体年龄、现状自定）的基础上，编制一份适合2岁幼儿的相关大动作的游戏计划。

（3）操作要求

1）能够确定编制计划的主要依据。

2）能够确定游戏活动的目标和起点。

3）能够编制一份有针对性的游戏活动方案。

2. 评分表

试题代码及名称		3.1.2 为 2 岁幼儿编制规范、适宜的个别化游戏活动计划			考核时间				5 min	
评价要素		配分（分）	等级	评分细则	评定等级					得分（分）
					A	B	C	D	E	
1	事先了解幼儿的基本状况	5	A	能有针对性地了解						
			B	—						
			C	基本了解该幼儿的基本状况						
			D	知道婴幼儿的个别信息						
			E	完全错误或未答题						
2	确定游戏活动的起点和目标	5	A	能确定活动的起点和相应的目标						
			B	—						
			C	了解活动起点，但目标不明确						
			D	活动起点和目标都不明确						
			E	完全错误或未答题						
3	设计游戏活动内容	5	A	根据目标设计有趣的游戏活动						
			B	能根据目标设计，但趣味性不足						
			C	内容较有趣，但缺乏目标						
			D	只有活动过程						
			E	完全错误或未答题						
4	设计具体游戏活动的方法	5	A	方法易操作，且有效						
			B	—						
			C	方法有效，但不易操作						
			D	易操作，但效果不明显						
			E	完全错误或未答题						
5	游戏活动的效果评估	5	A	评估有效，且注意及时调整活动						
			B	—						
			C	能运用有效方法评估，但未注意调整						
			D	评估缺少一定方法						
			E	完全错误或未答题						
合计配分		25		合计得分						

等级	A（优）	B（良）	C（及格）	D（较差）	E（差或未答题）
比值	1.0	0.8	0.6	0.2	0

"评价要素"得分＝配分×等级比值。

三、设计生活中婴幼儿动手自理的活动（试题代码：3.1.3；考核时间：5 min)

1. 试题单

（1）操作条件

1）用于记录的白纸。

2）书写笔。

3）小碗、小勺、报纸、围兜等活动材料。

（2）操作内容

1）口述手的精细动作的作用。

2）设计生活中动手自理的活动（年龄自选，活动内容自选，如进餐、穿衣）。

（3）操作要求

1）能够清楚地说明手的精细动作的作用。

2）能够进行自理活动的设计。

3）能够进行自理活动的示范操作。

2. 评分表

试题代码及名称			3.1.3 设计生活中婴幼儿动手自理的活动	考核时间					5 min	
评价要素	配分（分）	等级	评分细则	评定等级					得分（分）	
				A	B	C	D	E		
1 是否选择生活用品	5	A	灵活选择，有创意							
		B	选择具有代表性的物品							
		C	—							
		D	能使用生活用品							
		E	完全错误或未答题							
2 游戏的趣味性	5	A	充满趣味，吸引婴幼儿							
		B	—							
		C	趣味不足，不太吸引婴幼儿							
		D	—							
		E	完全错误或未答题							

续表

试题代码及名称			3.1.3设计生活中婴幼儿动手自理的活动		考核时间				5 min	
评价要素		配分（分）	等级	评分细则	评定等级					得分（分）
					A	B	C	D	E	
3	是否符合婴幼儿的需要	5	A	符合，满足动作发展需要						
			B	—						
			C	对婴幼儿的需要考虑不足						
			D							
			E	完全错误或未答题						
4	小肌肉练习的程度	5	A	能充分练习，反复使用						
			B	能完成基本练习						
			C	—						
			D	只能作为一般游戏						
			E	完全错误或未答题						
5	口述精细动作的作用	5	A	清楚、完整						
			B	清楚，但稍有遗漏						
			C	—						
			D	不够清楚，或不够完整						
			E	完全错误或未答题						
合计配分		25		合计得分						

等级	A（优）	B（良）	C（及格）	D（较差）	E（差或未答题）
比值	1.0	0.8	0.6	0.2	0

"评价要素"得分＝配分×等级比值。

四、6个月以内婴儿精细动作的日常练习活动设计（试题代码：3.1.4；考核时间：5 min)

1. 试题单

（1）操作条件

1）用于记录的白纸。

2）书写笔。

3）勺子、笔、纸、布等生活用品。

（2）操作内容

1）口述 6 个月以内婴儿精细动作发展的特点。

2）设计 6 个月以内婴儿在生活中的精细动作游戏。

（3）操作要求

1）能够说明 6 个月以内婴儿精细动作发展的特点。

2）能够寻找生活中的物品作为游戏材料。

3）能够进行游戏的操作。

2. 评分表

试题代码及名称			3.1.4 6 个月以内婴儿精细动作的日常练习活动设计		考核时间					5 min
评价要素		配分（分）	等级	评分细则	评定等级					得分（分）
					A	B	C	D	E	
1	会从生活用品中找到材料	7	A	善于发现、开发、改造生活用品						
			B	能发现、会使用生活用品						
			C	能选择具有代表性的物品						
			D	直接应用现成材料						
			E	完全错误或未答题						
2	会结合动作发育的现象，说明其中的道理	6	A	结合得合理，说明清楚						
			B	—						
			C	能结合在一起，但说不清楚						
			D	—						
			E	完全错误或未答题						
3	具有操作性	7	A	有较强的操作性						
			B	有一些操作性						
			C	—						
			D	缺少操作性						
			E	完全错误或未答题						
4	现场演示	5	A	过程清楚，操作熟练						
			B	—						
			C	基本清楚，操作不够熟练						
			D	能进行基本演示						
			E	完全错误或未答题						
合计配分		25		合计得分						

等级	A（优）	B（良）	C（及格）	D（较差）	E（差或未答题）
比值	1.0	0.8	0.6	0.2	0

"评价要素"得分＝配分×等级比值。

五、列举两种感觉统合练习器械，并简述其活动功能（试题代码：3.1.5；考核时间：5 min)

1. 试题单

（1）操作条件

1）用于记录的白纸。

2）书写笔。

3）卡片若干，分别画有滑板、插棍、脚步器、触觉球、圆筒吊缆、平衡台、羊角球、S形平衡木、跳跳床等器械。

（2）操作内容

1）选择其中的两种卡片。

2）描述所选卡片的功能、使用范围。

3）讲出几点活动练习的场地要求和安全要求。

4）正确演示其活动。

（3）操作要求

1）正确讲述活动器械的功能、使用范围。

2）讲出几点活动练习的场地要求和安全要求。

3）根据规范化的要求演示活动。

2. 评分表

试题代码及名称		3.1.5 列举两种感觉统合练习器械，并简述其活动功能			考核时间					5 min	
评价要素		配分（分）	等级	评分细则	评定等级					得分（分）	
					A	B	C	D	E		
1	能够讲出器械的功能和使用范围	9	A	讲述清晰、完整							
			B	能讲述其中 80% 的内容							
			C	能讲述其中 60% 的内容							
			D	能讲述其中 20% 的内容							
			E	完全错误或未答题							

续表

试题代码及名称		3.1.5 列举两种感觉统合练习器械，并简述其活动功能			考核时间					5 min	
评价要素		配分（分）	等级	评分细则	评定等级					得分（分）	
					A	B	C	D	E		
2	能够讲出使用的注意事项	8	A	讲述清晰、完整，举例说明							
			B	基本清晰，能说明							
			C	有说明，不够清晰							
			D	只能说明其中部分							
			E	完全错误或未答题							
3	会正确示范两种器械	8	A	使用得当							
			B	基本理解器械及其使用，但内容稍有遗漏							
			C	能正确示范其中1种							
			D	示范没有针对性							
			E	完全错误或未答题							
合计配分		25		合计得分							

等级	A（优）	B（良）	C（及格）	D（较差）	E（差或未答题）
比值	1.0	0.8	0.6	0.2	0

"评价要素"得分＝配分×等级比值。

六、请阐述对婴幼儿语言发展水平的观察与记录方法（试题代码：3.2.1；考核时间：5 min）

1. 试题单

（1）操作条件

1）用于记录的白纸。

2）书写笔。

（2）操作内容

1）叙述语言发展水平的观察方法。

2）叙述语言发展水平观察方法的不同分类。

3) 叙述语言发展水平记录的方法。

4) 任选上述一种方法举例说明。

（3）操作要求

1) 能够正确地讲述观察方法及其分类种类。

2) 能够正确地讲述记录方法及其分类种类。

3) 能够应用上述知识举例说明。

2. 评分表

试题代码及名称		3.2.1 请阐述对婴幼儿语言发展水平的观察与记录方法			考核时间				5 min	
评价要素		配分（分）	等级	评分细则	评定等级					得分（分）
					A	B	C	D	E	
1	观察的方法	9	A	叙述清楚，分类正确						
			B	—						
			C	叙述清楚，分类不太正确						
			D	对分类基本有了解						
			E	完全错误或未答题						
2	记录的方法	9	A	叙述清楚，分类正确						
			B	—						
			C	叙述清楚，分类不太正确						
			D	对分类基本有了解						
			E	完全错误或未答题						
3	举例说明	7	A	举例能实践和理论结合						
			B	举例说明只有实践经验						
			C	只能够说明其中的理论						
			D	实践经验和理论都说不清						
			E	完全错误或未答题						
合计配分		25	合计得分							

等级	A（优）	B（良）	C（及格）	D（较差）	E（差或未答题）
比值	1.0	0.8	0.6	0.2	0

"评价要素"得分＝配分×等级比值。

七、制订婴幼儿个别化语言培养计划（试题代码：3.2.2；考核时间：5 min）

1. 试题单

（1）操作条件

1）用于记录的白纸。

2）书写笔。

（2）操作内容

1）确定婴幼儿个别化语言培养计划的要点。

2）确定发展目标，制订计划。

3）提出语言教育策略及其游戏活动。

4）举例说明。

（3）操作要求

1）制订个别化语言培养计划的要点清楚。

2）制定目标切合实际，有针对性。

3）语言教育策略及其游戏能够达成上述目标。

4）能应用上述知识举例说明。

2. 评分表

试题代码及名称		3.2.2 制订婴幼儿个别化语言培养计划			考核时间				5 min	
评价要素		配分（分）	等级	评分细则	评定等级					得分（分）
					A	B	C	D	E	
1	制订个别化语言培养计划的要点清楚	5	A	完整、清楚						
			B	基本完整、清楚						
			C	不够完整						
			D	不完整或不清楚						
			E	完全错误或未答题						
2	制定目标切合实际，有针对性	5	A	目标清晰，有针对性						
			B	能有目标，不够有针对性						
			C	—						
			D	注意到针对性，但目标不清						
			E	完全错误或未答题						

续表

试题代码及名称			3.2.2制订婴幼儿个别化语言培养计划		考核时间			5 min	
评价要素		配分（分）	等级	评分细则	评定等级				得分（分）
					A	B	C	D	E
3	语言教育策略有效	5	A	策略多样，能有效引导婴幼儿					
			B	有策略，注意引导婴幼儿，不够多样					
			C	策略的针对性不强					
			D	知道需要教育策略，但方法不佳					
			E	完全错误或未答题					
4	游戏趣味性	5	A	来自婴幼儿的生活，趣味性强					
			B	能选择有趣的游戏，但不是来自婴幼儿生活					
			C	有些趣味，但针对性不足					
			D	可以使婴幼儿活动，但没有趣味					
			E	完全错误或未答题					
5	能正确举例	5	A	举例恰当，结合自己的经验					
			B	举例欠恰当，只用自己的实践经验					
			C	能够举例，不符合婴幼儿年龄特点					
			D	有例子，无教育作用					
			E	完全错误或未答题					
合计配分		25		合计得分					

等级	A（优）	B（良）	C（及格）	D（较差）	E（差或未答题）
比值	1.0	0.8	0.6	0.2	0

"评价要素"得分＝配分×等级比值。

八、设计记录表格，观察6个月左右的婴儿寻找不同声源的感知练习过程（试题代码：3.2.3；考核时间：5 min)

1. 试题单

（1）操作条件

1）用于记录的白纸。

2）书写笔。

（2）操作内容

1）观察一个 6 个月左右的婴儿寻找不同声源的感知练习过程。

2）应用所学的知识和实践经验，设计一份记录表格。

（3）操作要求

1）表格能够反映观察的目的和结果。

2）表格内容能够体现婴儿感知的特点。

3）表格设计完整、规范。

4）切合实际，具有个性化特点。

2．评分表

试题代码及名称			3.2.3 设计记录表格，观察 6 个月左右的婴儿寻找不同声源的感知练习过程		考核时间				5 min	
评价要素		配分（分）	等级	评分细则	评定等级					得分（分）
					A	B	C	D	E	
1	观察表格的基本格式	5	A	表格要素完整，有观察目的、时间、内容、环境创设等						
			B	表格要素基本完整（缺少其中 1 项）						
			C	只有表格要素中的 2 项						
			D	只有表格要素中的 1 项						
			E	完全错误或未答题						
2	观察表格中观察目的明确，有条理	5	A	观察目的明确，有条理						
			B	观察目的比较明确，条理不够						
			C	观察目的太多						
			D	观察目的没有条理						
			E	完全错误或未答题						
3	观察表中内容恰当，有针对性	10	A	内容有针对性，适合婴儿年龄						
			B	内容比较恰当，较有针对性						
			C	有内容，但针对性不强						
			D	只有内容，没有针对性						
			E	完全错误或未答题						

续表

试题代码及名称		3.2.3 设计记录表格，观察 6 个月左右的婴儿寻找不同声源的感知练习过程			考核时间				5 min	
评价要素		配分（分）	等级	评分细则	评定等级					得分（分）
					A	B	C	D	E	
4	设计风格别致有效	5	A	设计独特，有实效						
			B	有设计因素，有实效						
			C	能基本达到观察要求						
			D	设计的实效一般						
			E	完全错误或未答题						
合计配分		25		合计得分						

等级	A（优）	B（良）	C（及格）	D（较差）	E（差或未答题）
比值	1.0	0.8	0.6	0.2	0

"评价要素"得分＝配分×等级比值。

九、设计观察表，观察并调整婴儿在视动协调方面的练习（试题代码：3.2.4；考核时间：5 min）

1. 试题单

（1）操作条件。情景卡片，内容为"一个 10 个月左右的宝宝正在爬向一个彩色气球，忽然气球'啪'一声爆了，宝宝吓呆了"。

（2）操作内容

1）观察一个 10 个月左右的婴儿在视动协调方面的练习过程。

2）应用所学的知识和实践经验，设计一份记录表格。

3）举例说明如何调整材料，引导婴儿继续进行视动协调方面的练习。

（3）操作要求

1）表格设计完整、规范：目的明确、便于记录、简捷有效。

2）表格内容能够体现婴儿感知的特点。

3）调整的方案能够引导婴儿继续进行视动协调方面的练习。

2. 评分表

试题代码及名称			3.2.4 设计观察表，观察并调整婴儿在视动协调方面的练习		考核时间				5 min	
评价要素		配分（分）	等级	评分细则	评定等级					得分（分）
					A	B	C	D	E	
1	会设计观察婴儿反应的表格	9	A	设计表格要素齐全，观察目的明确						
			B	设计表格要素基本完整						
			C	会观察婴儿的行为，但表格实效不强						
			D	表格有设计，针对性不强						
			E	完全错误或未答题						
2	调整的方案考虑到发展婴儿综合的感知能力	8	A	能激发婴儿继续有目的地爬行，并能结合视听练习						
			B	游戏能进行，但视听协调不突出						
			C	能激发婴儿继续爬行，但无趣味，教育意义不突显						
			D	不会及时调整婴儿的反应						
			E	完全错误或未答题						
3	会用安全的材料替换	8	A	材料设计安全，且功能综合						
			B	材料安全，但功能单一						
			C	材料比较安全						
			D	材料安全，不会及时调整						
			E	完全错误或未答题						
合计配分		25		合计得分						

等级	A（优）	B（良）	C（及格）	D（较差）	E（差或未答题）
比值	1.0	0.8	0.6	0.2	0

"评价要素"得分＝配分×等级比值。

十、如何对待任性的婴幼儿（试题代码：3.3.1；考核时间：5 min)

1. 试题单

(1) 操作条件。情景卡片，内容为"妞妞 19 个月了，开始学会说话和表达意愿了，不停地要这要那，大人不予满足，就哭闹不休"。

(2) 操作内容

1) 分析妞妞哭闹不休的原因。

2) 提出解决妞妞哭闹问题的合理教育措施。

3) 根据工作经验，举例说明。

(3) 操作要求

1) 能够正确分析原因。

2) 能够根据分析，提出合理的解决问题的教育措施。

3) 能够举例说明。

2. 评分表

试题代码及名称				3.3.1 如何对待任性的婴幼儿	考核时间				5 min	
评价要素		配分（分）	等级	评分细则	评定等级					得分（分）
					A	B	C	D	E	
1	正确分析原因：这是婴幼儿进入心理第一"反抗期"和萌发"自我"意识的标志	8	A	对这种行为有比较完整深入的认识，并能辨认。叙述与分析完整						
			B	知道任性是该年龄婴幼儿的心理发展的表现。叙述与分析不够清楚						
			C	认为婴幼儿都是这样，长大自然就好了，不必管。只有叙述，没有分析						
			D	认为不听话总是不好的，应强制婴幼儿服从						
			E	完全错误或未答题						

试题代码及名称			3.3.1 如何对待任性的婴幼儿		考核时间				5 min	
评价要素		配分（分）	等级	评分细则	评定等级					得分（分）
					A	B	C	D	E	
2	有一定的处理办法：对婴幼儿的需要应有所限制，大人的态度要坚决，再哭再闹也没用	5	A	能始终坚持正确的态度						
			B	知道应有所限制						
			C	开始有所限制，但最终屈服于婴幼儿						
			D	完全顺着婴幼儿						
			E	完全错误或未答题						
3	能够采用多种解决办法	12	A	能针对不同情况提出并尝试多种教育措施，并渗透于日常生活中						
			B	采取某一种方法解决当时发生的问题，提出2种方法						
			C	提出至少1种方法						
			D	强制性地要求婴幼儿服从，没有其他方法						
			E	完全错误或未答题						
合计配分		25		合计得分						

等级	A（优）	B（良）	C（及格）	D（较差）	E（差或未答题）
比值	1.0	0.8	0.6	0.2	0

"评价要素"得分＝配分×等级比值。

十一、如何对待爱哭的婴幼儿（试题代码：3.3.2；考核时间：5 min）

1.试题单

（1）操作条件

1）情景卡片，内容为"丁丁很爱哭。妹妹抢他的玩具，他哭；嗓门大点儿责备他，他泪眼汪汪躲在一旁；外出时不让他跟随，他也咧着嘴、含着泪"。

2）能发出哭声的娃娃（代表案例中的角色丁丁）。

3）婴幼儿家人形象的照片。

4) 各类婴幼儿玩具。

5) 婴幼儿食品。

（2）操作内容

1) 分析丁丁爱哭的原因。

2) 针对类似的问题，提出一些教育措施。

3) 根据工作实践，举例说明如何实施教育措施。

4) 分析哭的原因。

（3）操作要求

1) 能够分析丁丁爱哭的原因。

2) 能够提出合理的教育措施。

3) 能够举例说明。

2. 评分表

试题代码及名称			3.3.2 如何对待爱哭的婴幼儿		考核时间		5 min				
评价要素		配分（分）	等级	评分细则	评定等级					得分（分）
					A	B	C	D	E	
1	哭是婴幼儿最普遍基本的情绪反应之一，婴幼儿的哭往往代表着其生理上的不舒适和心理上的不满足	8	A	对哭这种消极情绪有比较完整深入的认识，接纳婴幼儿的情绪发泄						
			B	知道哭是需求没有得到满足的表现，但无法应对						
			C	认为婴幼儿都是这样，长大自然然就好了，不必管他。认识简单						
			D	认为哭总是不好的，应马上制止。认识不足						
			E	完全错误或未答题						
2	造成这种情况的原因可能是：大人过分溺爱；婴幼儿本身缺乏信心，依赖性重	8	A	能从主客观多个角度分析可能的原因						
			B	能从某一个角度找出原因						
			C	认为婴幼儿天生就这个脾气						
			D	基本不会分析原因						
			E	完全错误或未答题						

续表

试题代码及名称			3.3.2 如何对待爱哭的婴幼儿		考核时间				5 min
评价要素		配分（分）	等级	评分细则	评定等级				得分（分）
					A	B	C	D	E	
3	采取合理的教育对策或方法	9	A	能针对不同情况提出并尝试多种教育措施，并渗透于日常生活中						
			B	采取某一种方法解决当时发生的问题						
			C	几乎不采取任何措施						
			D	强制性地要求婴幼儿不哭，没有方法或对策						
			E	完全错误或未答题						
合计配分		25		合计得分						

等级	A（优）	B（良）	C（及格）	D（较差）	E（差或未答题）
比值	1.0	0.8	0.6	0.2	0

"评价要素"得分＝配分×等级比值。

十二、用"操作示范"法指导家长给 4 个月的婴儿喂蛋黄（试题代码：3.4.1；考核时间：5 min）

1. 试题单

（1）操作条件

1）婴儿模型或娃娃，标示为 4 个月。

2）装有半个鸽蛋蛋黄泥的小碗 1 个。

3）装有半个鸡蛋蛋黄泥的小碗 1 个。

4）汤匙。

5）婴儿用杯子。

6）白开水。

7）鲜果汁。

（2）操作内容

1）选择食物。

2）操作喂蛋程序。

3）向家长说明选择的理由和喂蛋过程。

4）回答家长提出的问题。

（3）操作要求

1）能够根据婴儿月龄特点和自身发育特点选择合适的食物。

2）喂蛋操作过程清晰、方法正确。

3）向家长讲解清晰、规范。

4）正确回答家长提出的问题。

2．评分表

试题代码及名称			3.4.1 用"操作示范"法指导家长给 4 个月的婴儿喂蛋黄		考核时间				5 min	
评价要素	配分（分）	等级	评分细则	评定等级					得分（分）
				A	B	C	D	E	
1	根据婴儿的月龄特点和自身发育的特点选择合适的食物	6	A	选择鸽蛋蛋黄泥、果汁						
			B	—						
			C	选择鸽蛋蛋黄泥、白开水						
			D	选择鸡蛋蛋黄泥、果汁						
			E	完全错误或未答题						
2	向家长示范正确的操作方法和过程	6	A	先喂一口果汁，放一点鸽蛋蛋黄泥，加一点果汁再喂						
			B	直接喂鸽蛋蛋黄泥，再加一口果汁						
			C	先喂一口果汁，再喂鸽蛋蛋黄泥						
			D	直接喂鸽蛋蛋黄泥						
			E	完全错误或未答题						
3	向家长说清选择鸽蛋蛋黄泥和果汁的理由	8	A	能说清选鸽蛋黄泥和果汁的理由						
			B	—						
			C	能选择，但说不清选择的理由						
			D							
			E	完全错误或未答题						

续表

试题代码及名称		3.4.1用"操作示范"法指导家长给4个月的婴儿喂蛋黄			考核时间				5 min

评价要素		配分（分）	等级	评分细则	评定等级					得分（分）
					A	B	C	D	E	
4	正确回答家长提出的问题	5	A	回答正确，有针对性，家长满意						
			B	回答正确，但没有针对性						
			C	回答正确，但道理还不充分						
			D	—						
			E	完全错误或未答题						
合计配分		25		合计得分						

等级	A（优）	B（良）	C（及格）	D（较差）	E（差或未答题）
比值	1.0	0.8	0.6	0.2	0

"评价要素"得分＝配分×等级比值。

第5部分

理论知识考试模拟试卷及答案

育婴员（三级）理论知识试卷

注 意 事 项

1. 考试时间：90 min。

2. 请首先按要求在试卷的标封处填写您的姓名和准考证号。

3. 请仔细阅读各种题目的回答要求，在规定的位置填写您的答案。

4. 不要在试卷上乱写乱画，不要在标封区填写无关的内容。

	一	二	三	总 分
得 分				

得 分	
评分人	

一、判断题（第 1～40 题。将判断结果填入括号中。正确的填"√"，错误的填"×"。每题 0.5 分，满分 20 分）

1. 0～3 岁婴幼儿正处于快速生长发育阶段，营养是保证婴幼儿生长发育的重要因素。

（　　）

2. 婴幼儿膳食中蛋白质、脂肪和碳水化合物提供的热能比为 15%∶（30%～35%）∶（50%～55%）。 （　　）

3. 脂肪是人体重要的能量来源，且产生能量高。 （　　）

4. 维生素 A 为大脑生长所必需，有助于细胞生长和繁殖，同时能增强机体免疫力、减少疾病发生。 （　　）

5. 12 个月的婴儿，每天钙的参考摄入量为 600 mg。 （　　）

6. 水是人体中含量最少的组成成分，只是构成细胞内液、组织液和血液的主要成分。 （　　）

7. 新生儿能很好地消化吸收蛋白质，但前 3 个月不宜喂米糊等淀粉类食物。 （　　）

8. 应有节奏、有规律地安排婴幼儿的睡眠程序，避免一切妨碍睡眠的因素。 （　　）

9. 婴幼儿阶段想象处于迅速发展时期，有利于婴幼儿学习控制大小便。 （　　）

10. 母乳喂养和人工喂养儿的粪便，若臭味加浓，表示碳水化合物过多，为消化不良。 （　　）

11. 排尿困难和尿潴留是膀胱和尿道结石、膀胱颈挛缩等疾病的常见症状。 （　　）

12. 一旦发现环境中出现传染病，需要及时进行预防性消毒。 （　　）

13. 由于婴幼儿语言能力已经发展，因此婴幼儿在日常生活中的异常情况，只要根据他们的语言讲述判断即可。 （　　）

14. 佝偻病的预防从胎儿开始，应及早向家长宣传佝偻病的病因、加强营养和正确使用维生素 D 的方法，指导家长实施。 （　　）

15. 婴幼儿每个年龄阶段都有标准体重，建议使用体重法监测单纯性肥胖症。 （　　）

16. 秋季腹泻主要是由轮状病毒感染引起的，多发于每年 9—11 月，发病者多为 4 岁以下尤其是半岁内的婴幼儿。 （　　）

17. 流行性腮腺炎容易并发脑炎，还可能并发肾炎、睾丸炎、胰腺炎。 （　　）

18. 婴幼儿高热惊厥发病率较高，多见于 3 个月至 3 岁的婴幼儿。 （　　）

19. 3 岁以内婴幼儿发生意外主要是在家庭以外的场所。 （　　）

20. 一旦发生婴幼儿误服药物，要尽快弄清楚在什么时间、误服了什么药物和服用的大体剂量，以便就医时提供详细情况。 （　　）

21. 异物进入眼睛，可以用眼药水把异物取出，无须去医院就诊。（　　）

22. 食物中的铅不仅来源于食物本身，也可能来源于保存食物的盛具中。（　　）

23. 人的潜在能力的发展只存在于其生命过程的某一特定时期。在此时期施以适宜的教育和训练，才能获得最佳发展，甚至形成某些特殊的能力。（　　）

24. 婴幼儿的身心发展有很大的个体差异，如"翻身"动作出现的常模月龄为 5.5 个月，开始月龄为 2 个月，较晚月龄为 7 个月。（　　）

25. 婴幼儿精细动作的发展与提供适宜的练习环境和方法密切相关。（　　）

26. 婴幼儿开口说话的月龄不同，最早会说的语言也不同，说话的迟早与生理发育无关，与后天环境刺激也无关。（　　）

27. 评价是为了掌握和了解婴幼儿的发展情况，便于判断其是天才还是弱智。（　　）

28. 在练习中要让婴幼儿感到快乐而不是压力，这是感觉统合练习的"快乐原则"。（　　）

29. "要充分重视婴幼儿的反应"是感知能力发展观察评价的原则之一。（　　）

30. 焦虑在婴幼儿阶段的常见表现是分离焦虑，成因是其早期的社会性依恋得不到满足。（　　）

31. 3～6 个月的婴幼儿，较多注视数量少而大的物体，对更简单、更粗大的物体保持更长的注意时间。（　　）

32. 依赖、退缩、任性和霸道是婴幼儿社会性发展中出现的主要问题。（　　）

33. 针对婴幼儿的特点进行教育是培养其良好情绪情感和社会性的基本原则之一。（　　）

34. 对婴幼儿语言的发展只要随意进行观察记录即可。（　　）

35. 育婴员（三级）的工作任务就是婴幼儿家庭教育指导工作。（　　）

36. 育婴员在对婴幼儿的日常护理中要细心观察，一旦发现其有早期生理发育异常与偏移，应及时建议家长带其到专业医院进行检查。（　　）

37. 家长指导的形式应改变单一性，提倡多样性。（　　）

38. 当家长向育婴员提问时，育婴员需根据不同月龄婴幼儿的护理保健方法简单地给予解答。（　　）

39. 育婴员（四级）的工作内容为 3 个模块：生活照料、日常生活保健与护理、教育。（　　）

40. 带教培训计划的内容包括参加人员范围、带教培训目标和时间、带教培训地点和内容、带教培训方法、对学员的具体要求等。   （   ）

得　分	
评分人	

二、单项选择题（第1～120题。选择一个正确的答案，将相应的字母填入题内的括号中。每题0.5分，满分60分）

1. 0～3岁的婴幼儿正处于（   ）生长发育阶段，营养是保证婴幼儿生长发育的重要因素。

    A. 匀速　　　　　B. 减速　　　　　C. 快速　　　　　D. 加速

2. 婴幼儿的能量不消耗于（   ）。

    A. 体力活动　　　B. 睡觉　　　　　C. 排泄　　　　　D. 基础代谢

3. 食物特殊动力作用的能量消耗是指（   ）在消化吸收过程中需要消耗能量。

    A. 食物　　　　　B. 水　　　　　　C. 母乳　　　　　D. 喂食

4. 婴幼儿膳食中蛋白质提供的热能为（   ）。

    A. 15%　　　　　B. 30%～35%　　C. 35%～50%　　D. 50%～55%

5. 蛋白质缺乏将阻碍（   ）和组织的正常发育，造成生长发育迟缓、免疫功能下降。

    A. 器官　　　　　B. 细胞　　　　　C. 骨骼　　　　　D. 牙齿

6. 1～2岁的婴幼儿每天蛋白质的参考摄入量为（   ）g/kg。

    A. 35　　　　　　B. 40　　　　　　C. 45　　　　　　D. 50

7. 来源于芝麻油、豆油、花生油、菜籽油、玉米油、橄榄油等的脂肪被称为（   ）。

    A. 动物脂肪　　　B. 植物脂肪　　　C. 必需脂肪　　　D. 非必需脂肪

8. 如果碳水化合物摄入不足（   ）。

    A. 可通过脂肪氧化产热　　　　B. 会导致酸中毒

    C. 会导致肥胖　　　　　　　　D. 会导致恶心

9. 根据其共同特点，维生素B族、维生素C族被称为（   ）。

    A. 维生素　　　　　　　　　　B. 微量维生素

    C. 脂溶性维生素　　　　　　　D. 水溶性维生素

10. 当维生素 D 缺乏时，会造成（　　）吸收减少，血钙水平下降。

　　A. 钙、铅　　　　　　B. 钙、磷　　　　　　C. 磷、铅　　　　　　D. 氮、磷

11. 育婴员告诉婴幼儿家人，隔着玻璃晒太阳，皮肤无法产生维生素 D，原因是（　　）。

　　A. 阳光被玻璃阻挡　　　　　　　　B. 阳光穿透玻璃

　　C. 照射时间不足　　　　　　　　　D. 阳光灼伤皮肤

12. 锌与（　　）生长、分裂、分化的过程都有关。

　　A. 细胞　　　　　　B. 骨骼　　　　　　C. 器官　　　　　　D. 皮肤

13. 铁是（　　）的组成成分，担负着输送氧的功能。

　　A. 血红蛋白　　　　B. 血清　　　　　　C. 血小板　　　　　D. 细胞

14. 碘主要存在于（　　）中。

　　A. 肉类　　　　　　B. 腌制品　　　　　C. 半成品　　　　　D. 海产品

15. （　　）会造成婴幼儿代谢紊乱，水电解质平衡失调。

　　A. 水中毒　　　　　B. 食欲不振　　　　C. 贫血　　　　　　D. 脱水

16. 婴儿 3~4 个月时（　　）开始发育，唾液分泌增多，由于吞咽能力不强，因此出现流口水现象。

　　A. 泪腺　　　　　　B. 唾液腺　　　　　C. 汗腺　　　　　　D. 甲状腺

17. 在婴儿期，消化道的动力功能主要是吞咽功能、（　　）和肠蠕动。

　　A. 排泄功能　　　　B. 吸吮功能　　　　C. 运动功能　　　　D. 感觉功能

18. 婴幼儿的生长发育评价是良好，说明婴幼儿的（　　）良好，因此膳食基本是适当的。

　　A. 营养状况　　　　B. 教养环境　　　　C. 家境　　　　　　D. 亲子关系

19. 脑组织的发育建立在（　　）的营养基础上。

　　A. 片面平衡　　　　B. 全面平衡　　　　C. 全面　　　　　　D. 平衡

20. 容易引起婴幼儿过敏的食物有（　　）、麦麸、蛋类、豆类、贝类等。

　　A. 大米　　　　　　B. 牛奶　　　　　　C. 蔬菜　　　　　　D. 饮料

21. 睡眠的（　　）个阶段交替出现，有规律地循环。

　　A. 5　　　　　　　　B. 2　　　　　　　　C. 3　　　　　　　　D. 4

22. 应有节奏、有规律地安排婴幼儿（　　），避免一切妨碍睡眠的因素，如精神过度兴奋、夜间过多进食等。

    A. 睡眠姿势　　　　　B. 睡眠程序　　　　　C. 睡眠语言　　　　　D. 睡眠时间

23. 培养较好的睡觉姿势，不宜（　　）。

    A. 不蒙被头　　　　　　　　　　　B. 不拍、摇、抱着入睡

    C. 不咬手指、被角　　　　　　　　D. 喂食食物

24. 神经系统的发育是婴幼儿控制大小便能力的（　　）基础。

    A. 动作　　　　　　　B. 语言　　　　　　　C. 生理　　　　　　　D. 教养

25. 定时（　　）有利于肠道消化吸收，还能定时大便。

    A. 运动　　　　　　　B. 喂养　　　　　　　C. 入睡　　　　　　　D. 起床

26. （　　）是最严重的肾脏疾病和肾功能不全的常见症状。

    A. 尿失禁　　　　　　B. 无尿　　　　　　　C. 多尿　　　　　　　D. 尿潴留

27. 尿液中白细胞增多，尤其见有成团者，表示肾脏、膀胱或尿道有炎症存在，为（　　）。

    A. 脓尿　　　　　　　B. 血尿　　　　　　　C. 乳糜尿　　　　　　D. 糖尿

28. 婴幼儿粪便中有大量奶瓣（乳凝块），多是（　　）消化吸收的脂肪、钙和镁化合而成的皂块。

    A. 已经　　　　　　　B. 未能　　　　　　　C. 正在　　　　　　　D. 完全

29. 新生儿出现水样大便或绿色大便，很可能是（　　）。

    A. 腹泻　　　　　　　B. 上呼吸道感染　　　C. 胃炎　　　　　　　D. 肺炎

30. （　　）感染所致的婴幼儿腹泻多由大肠杆菌、痢疾杆菌引起，夏季发病较多。

    A. 中毒　　　　　　　B. 真菌　　　　　　　C. 细菌　　　　　　　D. 病毒

31. 传染病的消毒包括（　　）和疫源地消毒。

    A. 预防性的消毒　　　B. 治疗性的消毒　　　C. 清洁　　　　　　　D. 灭菌

32. 通过日光干燥和紫外线的作用消灭病原体的方法是（　　）。

    A. 日光暴晒　　　　　B. 煮沸法　　　　　　C. 燃烧法　　　　　　D. 化学法

33. 所有的消毒剂在使用前均需要了解其性质和特点，保证产品（　　）。

A. 合理使用　　　　B. 安全有效　　　　C. 效果　　　　D. 经济合算

34. 浸泡法是稀释（　　），把需要消毒的物品浸泡其中，持续一定的时间。

　　A. 药物　　　　　　B. 洗洁精　　　　　C. 肥皂　　　　D. 消毒剂

35. 日常保持（　　）清洁的方法主要是通风、绿化、定期扫除。

　　A. 家具　　　　　　B. 环境　　　　　　C. 室内空气　　D. 玩具

36. （　　）具有保护身体不受病菌入侵的屏障作用。

　　A. 皮肤　　　　　　B. 牙齿　　　　　　C. 骨头　　　　D. 双手

37. 婴幼儿年龄较小，语言表达能力不强，需要育婴员早发现，才能做到早治疗。在日常生活中，育婴员需要辨别婴幼儿（　　）及其原因。

　　A. 呼吸　　　　　　B. 啼哭　　　　　　C. 表达　　　　D. 进食

38. 婴幼儿发热时物理降温的常用方法有（　　）降温和酒精擦浴。

　　A. 布袋　　　　　　B. 热水袋　　　　　C. 方便袋　　　D. 冰袋

39. （　　）和合理喂养是预防营养性疾病的重要措施。

　　A. 加强运动　　　　B. 增强体质　　　　C. 补充营养品　　D. 合理饮食

40. 预防佝偻病应及早向家长宣传其病因、加强营养和正确服用（　　）的方法，指导家长实施。

　　A. 维生素 A　　　　B. 维生素 B　　　　C. 维生素 C　　D. 维生素 D

41. 长期腹泻、消化道畸形、肠等（　　）引起铁的吸收障碍时也可能导致缺铁性贫血。

　　A. 吸收较好　　　　B. 吸收不良　　　　C. 储存　　　　D. 全部消耗

42. 单纯性肥胖症是目前婴幼儿期比较严重的（　　）。

　　A. 健康问题　　　　　　　　　　B. 社会问题

　　C. 健康问题和社会问题　　　　　D. 健康问题和心理问题

43. 对单纯性肥胖症的婴幼儿，育婴员可以根据其年龄特点设计一些安全、有趣味性、能够（　　）的运动项目。

　　A. 减少脂肪　　　　B. 增加脂肪　　　　C. 减少糖分　　D. 减少热量

44. 婴幼儿呼吸道（非传染性）疾病包括上呼吸道感染、气管炎、支气管炎、肺炎、（　　）等。

A. 肠胃炎 　　　　　B. 肝炎 　　　　　C. 哮喘 　　　　　D. 流行性腮腺炎

45. 哮喘是一种慢性呼吸道疾病，极易反复发作，多数患儿有（　　）和家族史。

　　A. 贫血 　　　　　B. 腹泻 　　　　　C. 过敏史 　　　　　D. 心脏病

46. 婴幼儿的免疫功能较差，患（　　）时很容易发生穿孔。

　　A. 腹泻 　　　　　B. 肠虫症 　　　　　C. 阑尾炎 　　　　　D. 肠套叠

47. 如果婴儿出现溢奶，应注意喂奶（　　）、喂奶量不要过大。

　　A. 次数不要过少 　B. 次数维持不变 　C. 次数不要过多 　D. 次数适当增加

48. 麻疹是由麻疹（　　）引起的急性呼吸道传染病。

　　A. 病毒 　　　　　B. 细菌 　　　　　C. 真菌 　　　　　D. 霉菌

49. 腮腺炎四季均可能发病，主要发生在（　　）。

　　A. 冬春季 　　　　B. 春夏季 　　　　C. 夏秋季 　　　　D. 秋冬季

50. 百日咳是由百日咳杆菌引起的急性呼吸道传染病，多流行于（　　）。

　　A. 冬春季 　　　　B. 夏秋季 　　　　C. 四季 　　　　　D. 春秋季

51. 细菌性痢疾简称菌痢，是由（　　）引起的常见肠道传染病。

　　A. 痢疾杆菌 　　　B. 痢疾细菌 　　　C. 痢疾病毒 　　　D. 菌痢病毒

52. 婴幼儿高热惊厥发病率较高，多见于（　　）的婴幼儿。

　　A. 3个月至3岁 　B. 6个月至6岁 　C. 6个月至3岁 　D. 6个月至2岁

53. 尿布疹多见于（　　）个月以内的婴儿。

　　A. 1 　　　　　　B. 6 　　　　　　C. 12 　　　　　　D. 18

54. 有时父母或周围人员有咬指甲行为，幼儿也会（　　）而形成习惯。

　　A. 拒绝 　　　　　B. 效仿 　　　　　C. 否定 　　　　　D. 观望

55. 习惯性擦腿是指婴幼儿摩擦（　　）的习惯动作。

　　A. 小腿 　　　　　B. 大腿内侧 　　　C. 外生殖器区域 　D. 手掌

56. 暴怒发作时可采用（　　），对孩子冷处理。

　　A. 暂时隔离法 　　B. 长期隔离法 　　C. 语言交流法 　　D. 说服教育法

57. 当育婴员带婴幼儿到公共场所时，必须考虑到（　　）。

　　A. 时刻跟紧婴幼儿 　　　　　　　　　B. 和家长保持一致

C. 外出的安全问题及其处理方法　　　D. 带齐各类应急用品

58. 若发生迅速危及生命的婴幼儿意外伤害，如触电、外伤大出血、气管异物、误食毒物、车祸等，必须在（　　　）争分夺秒地进行抢救，避免死亡。

　　A. 事后　　　　　　B. 现场　　　　　　C. 医院　　　　　　D. 送救途中

59. （　　　）因血管微细，出血后容易凝固而能自行止血。

　　A. 动脉　　　　　　B. 静脉　　　　　　C. 所有血管　　　　D. 毛细血管

60. 急性扭伤常发生于活动较多的（　　　），如踝部、腕部和腰部。

　　A. 关节　　　　　　B. 部位　　　　　　C. 肢端　　　　　　D. 腿部

61. 婴幼儿如果（　　　），需经止血、包扎、固定后方可搬运。

　　A. 呼吸、心跳正常　　　　　　　　　B. 呼吸正常、神志清醒

　　C. 呼吸、心跳正常，神志清醒　　　　D. 神志清醒

62. 发现婴幼儿气管有异物，如不在可视范围内无法即刻取出，可采取拍背法或（　　　）急救。

　　A. 排腹法　　　　　B. 推腹法　　　　　C. 推胸法　　　　　D. 倒置法

63. 日常生活中，不要追着孩子喂食，孩子进食时也不能边玩边吃，其理由是预防（　　　）。

　　A. 异物进入气管　　　　　　　　　　B. 养成不良的饮食习惯

　　C. 家教不良　　　　　　　　　　　　D. 没有礼貌

64. （　　　）是婴幼儿溺水死亡的主要原因。

　　A. 喜欢游泳　　　　B. 环境较差　　　　C. 尚未成熟　　　　D. 无人照看

65. 年龄越小，越（　　　）因跌落而受伤。

　　A. 不易　　　　　　B. 容易　　　　　　C. 方便　　　　　　D. 便捷

66. 异物进入婴幼儿食道，不能自行给婴幼儿服用泻药，以免（　　　）。

　　A. 感染　　　　　　B. 出血　　　　　　C. 肠道蠕动亢进　　D. 肠道停止蠕动

67. （　　　）十分险恶，治愈率低，一旦发病死亡率极高。

　　A. 心脏病　　　　　B. 腹泻　　　　　　C. 狂犬病　　　　　D. 哮喘

68. 家庭药箱中的药物分为外用药和（　　　）。

A. 感冒药　　　　　B. 内服药　　　　　C. 退热药　　　　　D. 腹泻药

69. 婴幼儿长期接触铅，会造成智力低下，生长发育（　　）。

A. 提高　　　　　B. 维持　　　　　C. 落后　　　　　D. 改善

70. 预防婴幼儿铅中毒，必须定期（　　）婴幼儿容易获取并舔舐的物品。

A. 消毒　　　　　B. 清洗　　　　　C. 检查　　　　　D. 煮沸

71. 大脑是婴幼儿接受教育的物质基础，也为婴幼儿心理的迅速发展提供了（　　）基础。

A. 心理　　　　　B. 物质　　　　　C. 生理　　　　　D. 语言

72. 婴幼儿是（　　）学习的。

A. 通过没有规律的活动进行　　　　B. 有意识地进行

C. 被动　　　　　D. 在与环境互动中自然

73. （　　）是培养婴幼儿早期阅读的兴趣和习惯的好方法。

A. 游戏　　　　　B. 日常练习　　　　　C. 识字教育　　　　　D. 生活教育

74. 婴幼儿发展的评价原则是（　　）。

A. 把握评价客观性和科学性　　　　B. 忠实于常模

C. 无须考虑其他因素　　　　D. 使用一种评价方法

75. 《上海市0～3岁婴幼儿教养方案》中的观察要点部分由（　　）这几个方面组成。

A. 发育与健康、感知与运动、认知与语言

B. 发育与健康、感知与运动、认知与语言、情感与社会性

C. 发育与健康、感知与运动

D. 感知与运动、认知与语言

76. "跟踪记录法"有利于记录婴幼儿发展中（　　）的变化。

A. 一个片段　　　　　B. 一个阶段　　　　　C. 一个事件　　　　　D. 几个阶段

77. 如果被观察婴幼儿在粗大动作领域的发展水平与参照标准不符合，高或低于参照标准，在各年龄段参考范围以外（　　）。

A. 属不正常　　　　　B. 属正常　　　　　C. 属临界期　　　　　D. 没关系

78. 根据粗大动作发育诊断法测量获得的数据可分析被测婴幼儿（　　）发育的情况。

　　A. 精细动作　　　　B. 认知　　　　　　C. 粗大动作　　　　D. 社会性

79. 个别化活动教学计划中的起点、活动目标和活动内容是根据（　　）确定的。

　　A. 教学大纲　　　　　　　　　　B. 实施对象的发展基本状况

　　C. 教学课程　　　　　　　　　　D. 家长的要求

80. 实施游戏方案需要做很多准备工作，首先需（　　）。

　　A. 通知家长

　　B. 与孩子沟通

　　C. 准备游戏中所需的活动设施与器具（器材）

　　D. 准备游戏前的热身运动

81. 脑生理学研究证明，人脑功能具有区域性特点，手的动作越精细，操作程度越复杂，相应在大脑上占的面积（　　）。

　　A. 越大　　　　　　B. 越精确　　　　　C. 越小　　　　　　D. 越集中

82. 要加强（　　）的练习，以推动脑的全面发展和使左右手协调配合活动。

　　A. 右手　　　　　　B. 手指　　　　　　C. 左手　　　　　　D. 拇指

83. （　　）周的婴儿用调羹喂自己的时候越来越准确。

　　A. 12　　　　　　　B. 24　　　　　　　C. 28　　　　　　　D. 32

84. 感觉统合练习的意义是在指导活动过程中，重点应放在（　　）上，而不是指导婴儿如何做反应。

　　A. 自动的感觉过程　　　　　　　　B. 练习效果

　　C. 行为的变化　　　　　　　　　　D. 动作的进步

85. "滑梯"运动的方法是：让婴幼儿俯卧在滑板上，双手抓住滑梯两侧用力向下滑，滑下时（　　）朝前伸展，双腿并拢头抬高。

　　A. 单臂　　　　　　B. 双臂　　　　　　C. 身体　　　　　　D. 头部

86. "圆筒吊缆"运动的方法是：让婴幼儿屈曲身体，用手紧抱圆筒并保持身体平衡，做（　　）大回转。

　　A. 上下左右　　　　B. 前后左右　　　　C. 上下前后　　　　D. 随意动作

87. 1～3 个月的婴儿会笑出声，发音也会增多，能清晰地发出一些（　　）。

    A. 辅音　　　　　　B. 元音　　　　　　C. 音节　　　　　　D. 字音

88. （　　）是婴幼儿语言发展观察与记录的方法之一。

    A. 筛查法　　　　　B. 跟踪记录法　　　C. 测量法　　　　　D. 问卷调查法

89. 确定有差异性的语言教育基础的第二个步骤是（　　）。

    A. 了解孩子的语言发展状况

    B. 确定语言培养计划的起点和游戏活动内容

    C. 制定适宜的语言培养目标

    D. 实施语言培养计划的相关服务

90. 个别化语言教育计划实施的对象是（　　）。

    A. 婴幼儿个体　　　B. 婴幼儿群体　　　C. 婴幼儿家长　　　D. 婴幼儿带养人

91. 正确把握婴幼儿（　　）能力的发展水平与发展进程是对其感知能力的发展进行观察和评价的目的之一。

    A. 语言　　　　　　B. 感知　　　　　　C. 运动　　　　　　D. 认知

92. 0～3 个月的婴儿感知协调能力的特征是（　　）。

    A. 能观察物体特征　　　　　　　B. 视觉引导腿部动作

    C. 听看开始结合　　　　　　　　D. 手眼动作开始结合

93. 婴幼儿的（　　）是婴幼儿感知能力发展观察记录表中的主要观察要素。

    A. 情绪反应、动作表现、注视时间和独特表现

    B. 动作表现

    C. 注视时间和独特表现

    D. 情绪反应

94. 感知能力发展的观察评价（　　）可用于对感知能力的练习活动所使用的材料和练习活动过程给出调整建议。

    A. 计划　　　　　　B. 结果　　　　　　C. 过程　　　　　　D. 方案

95. 注意随时来到的练习机会是婴幼儿认知发展观察与评价的（　　）之一。

    A. 原则　　　　　　B. 目的　　　　　　C. 基础　　　　　　D. 方法

96. 记忆的概念是人们将感知过、操作过、思考过和体验过的（　　）保存在大脑中。

　　A. 想法　　　　　　B. 事件　　　　　　C. 物件　　　　　　D. 事物

97. （　　）能力能使婴儿有选择地接收外在环境中的信息，及时发觉环境的变化并调节自己的行为。

　　A. 注意　　　　　　B. 记忆　　　　　　C. 想象　　　　　　D. 思维

98. 3～6 个月的婴儿，（　　）注意更加发展，更加偏爱有意义的物体，如喜欢注视母亲、喜欢的食物或玩具。

　　A. 听觉　　　　　　B. 味觉　　　　　　C. 视觉　　　　　　D. 有意

99. 0～2 岁的婴幼儿的智慧发展的顺序为反射活动—尝试错误—（　　）。

　　A. 掌握技能　　　　B. 解决简单问题　　C. 学习新知识　　　D. 发展想象

100. 认知能力发展观察评价后的建议可包括的主要内容为：根据婴幼儿的实际认知能力水平，（　　）游戏活动内容、游戏活动环境和材料、游戏活动方法等。

　　A. 增加　　　　　　B. 减少　　　　　　C. 调整　　　　　　D. 维持

101. （　　）在婴幼儿阶段的常见表现是分离焦虑。

　　A. 焦虑　　　　　　B. 胆小　　　　　　C. 爱哭　　　　　　D. 受挫

102. 当婴幼儿（　　）时，可紧紧地抱住他。

　　A. 胆小害怕　　　　B. 霸道　　　　　　C. 任性　　　　　　D. 依赖

103. 爱哭的婴幼儿在气质上是比较退缩的，矫正的重点应放在（　　）。

　　A. 亲近和安慰他　　　　　　　　　　　B. 慢慢地对他说话

　　C. 培养他正确的表达与沟通方式　　　　D. 教会他做事的方法

104. 教会婴幼儿（　　）是纠正其过度依赖的主要方法之一。

　　A. 识字看书　　　　B. 做事方法　　　　C. 琴棋书画　　　　D. 数数计算

105. 为培养婴幼儿良好情绪情感和社会性，家庭成员（　　）。

　　A. 需保持教育一致性　　　　　　　　　B. 无须保持教育一致性

　　C. 需保持教育多样性　　　　　　　　　D. 需保持动作一致性

106. 育婴员的家长指导工作的性质是（　　）、业余成人教育和师范教育。

　　A. 中等教育　　　　B. 家庭早教指导　　C. 社区教育　　　　D. 学校教育

107. 婴幼儿家庭生活照料、家庭保健与护理、家庭教育等是（　　　）工作的具体内容。

    A. 婴幼儿教养机构　　　　　　　　B. 婴幼儿家长指导

    C. 早教中心　　　　　　　　　　　D. 医疗机构

108. 家长在养育婴幼儿时的盲点，一般为（　　　）。

    A. 想法正确，却误用了例子　　　　B. 没有思考太多

    C. 太执着于陈旧的固定观念　　　　D. 以上都是

109. 婴幼儿一般在（　　　）个月时，能按听到的语言做出反应，当问"鼻子、眼睛、嘴在哪儿"时，会用手指指点点。

    A. 8～9　　　　　B. 4～6　　　　　C. 13～18　　　　D. 7～8

110. 为帮助家长更好、更科学地养育孩子，可针对他们在育儿中出现的（　　　）推荐一些读物。

    A. 困惑　　　　　B. 难点　　　　　C. 焦虑　　　　　D. 所有问题

111. 除（　　　）外，专题讨论辨析会、讲座与报告会等是集体家长指导中常用的形式。

    A. 经验分享会　　　B. 个别咨询　　　C. 书信便条　　　D. 电话联系

112. 家长指导中，操作示范法指根据（　　　）、家长的育儿需求，向家长示范正确科学的教养操作方法和过程。

    A. 社会流行时尚　　　　　　　　　B. 传统带养经验

    C. 婴幼儿的年龄和身心发育特点　　D. 育婴员自身的兴趣

113. 除了谈话的主题要围绕婴幼儿生活和成长、育儿方法等相关话题外，（　　　）技巧的应用也是很重要的。

    A. 调研　　　　　　　　　　　　　B. 聆听和非语言沟通

    C. 分析　　　　　　　　　　　　　D. 宣讲

114. 在家长指导时，讲解要（　　　）。

    A. 理论化　　　　　B. 创新性　　　　C. 学究气　　　　D. 正确规范

115. 对于喜欢"比较"的家长，要让家长了解个体差异，正确看待发展差距，（　　　）对自己孩子的期望值。

A. 放弃　　　　　B. 增加　　　　　C. 降低　　　　　D. 调整

116. 以学员为主体，意为（　　）等都要从学员的实际需求和水平出发。

A. 带教培训的内容、方法　　　　　B. 带教培训人员的语言

C. 带教培训人员的态度　　　　　D. 带教培训人员的行为

117. 在与（　　）沟通中要用好面部表情、动作、应答、身体抚触等技巧。

A. 婴幼儿　　　　　B. 家长　　　　　C. 低等级育婴员　　　　　D. 其他人

118. 实践指导法、分析讨论法、经验分享法等是（　　）中常用的方法。

A. 家长指导　　　　　B. 带教与培训　　　　　C. 婴幼儿教养　　　　　D. 婴幼儿游戏

119. 育婴员带教和培训按时间可分为长期培训、短期培训和不定期培训，需根据（　　）进行安排。

A. 婴幼儿的需求　　　　　B. 学员需求和工作要求

C. 工作需求　　　　　D. 家庭要求

120. 保证带教培训的质量、维持良好的学习秩序、提高学员学习效率是带教培训管理中（　　）的主要目的。

A. 教师管理　　　　　B. 班级管理　　　　　C. 学员管理　　　　　D. 学籍管理

得　分	
评分人	

三、多项选择题（第 1~20 题。选择一个以上正确的答案，将相应的字母填入题内的括号中。每题 1 分，满分 20 分）

1. 一个好动、睡眠少、哭吵多的婴幼儿的（　　）要比一个睡眠多、安静的婴幼儿多。

A. 体力活动　　　　　B. 能量消耗　　　　　C. 活泼好动

D. 开朗大方　　　　　E. 基础代谢

2. （　　）中富含维生素 A。

A. 蛋黄　　　　　B. 红薯　　　　　C. 菠菜

D. 鱼肝油　　　　　E. 南瓜

3. 吸吮功能的发育迟于吞咽功能。早产婴儿不能协调（　　）的动作，哺乳时易发生

呛咳。

    A. 发音   B. 呼吸   C. 说话

    D. 吸吮   E. 吞咽

4. 无尿是（   ）的常见症状。

    A. 腹泻导致的脱水   B. 急性泌尿道梗阻

    C. 最严重的肾脏疾病和肾功能不全   D. 重度休克

    E. 感冒

5. 适宜日光暴晒的物品有（   ）。

    A. 被褥   B. 床垫   C. 衣被

    D. 玩具   E. 书籍

6. 婴幼儿身体清洁的目的主要是（   ）。

    A. 促进皮肤排泄作用   B. 防止滋生细菌   C. 使其更加美丽

    D. 便于皮肤生长   E. 更好地调节体温

7. 婴幼儿发热时物理降温的常用方法有（   ）。

    A. 酒精擦浴   B. 药物降温   C. 冰袋降温

    D. 游泳   E. 注射

8. 单纯性肥胖症的运动控制，需要注意运动项目必须（   ）。

    A. 有趣味性   B. 能够促进同伴交往   C. 符合年龄特点

    D. 安全   E. 能够减少脂肪

9. 以下与水痘的预防和护理有关的表述正确的是（   ）。

    A. 需要观察 21 天

    B. 即使皮肤抓破后继发感染，也不会留下疤痕

    C. 应隔离病人

    D. 如果皮肤感染，应使用抗生素类药膏

    E. 婴幼儿可以用手搔抓皮肤

10. 吮手指会导致（   ）。

    A. 手指畸形   B. 上颌发育受影响   C. 上下牙齿咬合畸形

D. 上呼吸道感染　　　　　E. 继发肠道寄生虫感染

11. 由于心跳、呼吸骤停往往互为因果，所以实施急救复苏时，（　　　）必须同时进行。

A. 止血　　　　　　　　B. 固定受伤肢体　　　　　C. 胸外心脏按压

D. 使用药物　　　　　　E. 人工呼吸

12. 婴幼儿溺水的主要原因包括（　　　）。

A. 婴幼儿喜欢游泳　　　　　　B. 照料者忙于工作或家务

C. 婴幼儿尚未成熟　　　　　　D. 婴幼儿无人照看

E. 生活设施环境不适合婴幼儿独自玩耍

13. 婴幼儿大脑的结构和机能受遗传影响，（　　　）。

A. 但在后天环境的影响下发育完善　　B. 不受任何后天环境的影响

C. 良好教育可促进其大脑发展　　　　D. 社会环境和教育直接影响其智力发展

E. 后天是自然发展的

14. 婴幼儿会"独自走路"的动作的（　　　）。

A. 常模月龄为 17.33 个月　　　　　B. 开始月龄为 14 个月

C. 开始月龄为 12 个月　　　　　　　D. 发展较晚月龄为 21 个月

E. 发展较晚月龄为 19 个月

15. 精细动作的观察了解与（　　　）必须互相配合，才能促进婴幼儿精细动作的发展。

A. 适宜的练习方法　　　B. 适宜的游戏　　　　　C. 适宜的练习环境

D. 音乐　　　　　　　　E. 成人的态度

16. 由于婴幼儿（　　　），因此会说的话也不相同。

A. 带养方式不同　　　B. 带养人员方言不同　　　C. 提供的营养不同

D. 接受的语言示范不同　　E. 居住地域不同

17. 对婴幼儿进行感知能力发展的观察评价时关键的是（　　　）。

A. 充分重视孩子的反应　　B. 全神贯注看着孩子　　　C. 有目的地观察

D. 随时把握练习机会　　　E. 不能离开孩子

18. （　　）是婴幼儿情感情绪发展中出现的主要问题。

    A. 焦虑　　　　　　　　B. 胆小　　　　　　　　C. 受挫

    D. 爱哭　　　　　　　　E. 霸道

19. 给家长推荐的育儿读物的内容可以是（　　　）等。

    A. 疾病的预防和护理　　　　　　　B. 季节变化应注意的事项

    C. 婴幼儿身心发展的规律　　　　　D. 亲子游戏

    E. 营养保健

20. 在和家长沟通中，除了聆听和非语言沟通技巧的应用外，谈话可围绕（　　　）等相关话题。

    A. 衣着服饰　　　　　B. 婴幼儿生活　　　　　C. 社会时尚

    D. 婴幼儿成长　　　　E. 育儿方法

育婴员（三级）理论知识试卷参考答案

一、判断题（第 1～40 题。将判断结果填入括号中。正确的填"√"，错误的填"×"。每题 0.5 分，满分 20 分）

1. √	2. √	3. √	4. ×	5. √	6. ×	7. √	8. √	9. ×
10. √	11. ×	12. √	13. ×	14. √	15. ×	16. √	17. √	18. ×
19. ×	20. √	21. ×	22. √	23. √	24. √	25. √	26. ×	27. ×
28. √	29. √	30. √	31. ×	32. √	33. √	34. ×	35. √	36. √
37. √	38. ×	39. ×	40. √					

二、单项选择题（第 1～120 题。选择一个正确的答案，将相应的字母填入题内的括号中。每题 0.5 分，满分 60 分）

1. C	2. B	3. A	4. A	5. B	6. B	7. B	8. A	9. D
10. B	11. A	12. A	13. A	14. D	15. D	16. B	17. B	18. A
19. B	20. B	21. B	22. B	23. D	24. C	25. B	26. B	27. A
28. B	29. A	30. C	31. A	32. A	33. B	34. A	35. C	36. A
37. B	38. D	39. D	40. D	41. B	42. C	43. A	44. C	45. C
46. C	47. C	48. A	49. A	50. A	51. A	52. C	53. B	54. B
55. C	56. A	57. C	58. B	59. D	60. B	61. C	62. B	63. A
64. D	65. B	66. C	67. C	68. B	69. C	70. B	71. C	72. D
73. B	74. A	75. B	76. B	77. A	78. B	79. B	80. C	81. A
82. C	83. C	84. A	85. B	86. B	87. B	88. B	89. B	90. A
91. B	92. C	93. A	94. B	95. A	96. D	97. B	98. C	99. B
100. C	101. A	102. A	103. C	104. B	105. A	106. B	107. B	108. D
109. C	110. D	111. A	112. C	113. B	114. C	115. D	116. A	117. A
118. B	119. B	120. B						

三、多项选择题（第 1～20 题。选择一个以上正确的答案，将相应的字母填入题内的括号中。每题 1 分，满分 20 分）

1. AB   2. ABCDE   3. BDE   4. ABCD   5. ABCDE   6. AB   7. AC

8. ACDE   9. ACD   10. ACE   11. CE   12. BDE   13. ACD   14. ABE

15. ABC   16. ABDE   17. ACD   18. ABCD   19. ABCDE   20. BDE

第6部分

操作技能考核模拟试卷

注 意 事 项

1. 考生根据操作技能考核通知单中所列的试题做好考核准备。

2. 请考生仔细阅读试题单中具体考核内容和要求，并按要求完成操作或进行笔答或口答，若有笔答请考生在答题卷上完成。

3. 操作技能考核时要遵守考场纪律，服从考场管理人员指挥，以保证考核安全顺利进行。

注：操作技能鉴定试题评分表是考评员对考生考核过程及考核结果的评分记录表，也是评分依据。

国家职业资格鉴定

育婴员（三级）操作技能考核通知单

姓名：

准考证号：

考核日期：

试题 1

试题代码：1.1.4。

试题名称：为 30 个月的幼儿设计 1 天菜谱。

考核时间：5 min。

配分：25 分。

试题 2

试题代码：1.2.3。

试题名称：2 个月至 1 岁婴儿二便习惯的培养。

考核时间：5 min。

配分：25 分。

试题 3

试题代码：2.2.4。

试题名称：休克的急救处理。

考核时间：5 min。

配分：25 分。

试题 4

试题代码：3.2.5。

试题名称：设计观察表，记录幼儿可能发生的行为。

考核时间：5 min。

配分：25 分。

育婴员（三级）操作技能鉴定

试　题　单

试题代码：1.1.4。

试题名称：为 30 个月的幼儿设计 1 天菜谱。

考核时间：5 min。

1. 操作条件

提供以下内容的卡片：

（1）配方奶 100 mL、150 mL、180 mL、210 mL 各 6 张。

（2）大米 35 g、40 g 各 1 张。

（3）面条 35 g、40 g 各 1 张。

（4）蛋 1 个 1 张。

（5）猪肉 25 g、30 g 各 1 张。

（6）虾仁 25 g、30 g 各 1 张。

（7）鸡肉 25 g、30 g 各 1 张。

（8）青菜 20 g、25 g 各 1 张。

（9）胡萝卜 20 g、25 g 各 1 张。

（10）青豆 20 g、25 g 各 1 张。

（11）豆腐 25 g、50 g 各 1 张。

（12）植物油 4 g、5 g 各 1 张。

2. 操作内容

用卡片配菜、设计食谱。

3. 操作要求

（1）总量在要求范围内。

（2）餐次适合 30 个月的幼儿。

（3）花色多样。

育婴员（三级）操作技能鉴定

评 分 表

考生姓名： 准考证号：

试题代码及名称			1.1.4 为30个月的幼儿设计1天菜谱					考核时间		5 min
评价要素	配分（分）	等级	评分细则	评定等级						得分（分）
				A	B	C	D	E		
1	正确的餐次为6~7次，时间安排合理	9	A	完全正确						
			B	—						
			C	餐次正确，时间安排不合理						
			D	餐次过多或不足						
			E	完全错误或未答题						
2	总量控制在要求范围内	8	A	能计算正确						
			B	—						
			C	能计算总量，略有误差						
			D	—						
			E	完全错误或未答题						
3	花色多样	8	A	注意花色，选材多样，搭配合理						
			B	注意花色，选材不够多样						
			C	搭配合理，花色不够多样						
			D	花色单调						
			E	完全错误或未答题						
合计配分		25	合计得分							

考评员（签名）：

等级	A（优）	B（良）	C（及格）	D（较差）	E（差或未答题）
比值	1.0	0.8	0.6	0.2	0

"评价要素"得分＝配分×等级比值。

育婴员（三级）操作技能鉴定

试 题 单

试题代码：1.2.3。

试题名称：2个月至1岁婴儿二便习惯的培养。

考核时间：5 min。

1. 操作条件

（1）婴儿模型或娃娃，大小各1个。

（2）尿布。

（3）卫生纸。

（4）时钟。

（5）玩具若干。

2. 操作内容

根据婴儿的年龄选择不同的训练方法。

3. 操作要求

（1）能够根据婴儿的年龄选择不同的训练方法。

（2）能够进行规范的操作。

育婴员（三级）操作技能鉴定

评 分 表

考生姓名： 准考证号：

试题代码及名称		1.2.3 2个月至1岁婴儿二便习惯的培养			考核时间					5 min	
评价要素		配分（分）	等级	评分细则	评定等级					得分（分）	
					A	B	C	D	E		
1	解开尿布或裤子姿势正确	5	A	姿势正确，操作熟练							
			B	姿势基本正确，操作不够熟练							
			C	能够操作，但方法不对							
			D	—							
			E	完全错误或未答题							
2	使用提示口语（"嘘嘘"和"嗯嗯"）	5	A	用口语，使用恰当							
			B	—							
			C	语言使用不够合适							
			D	没有用语言提示							
			E	完全错误或未答题							
3	观察婴儿表情	5	A	正确观察婴儿表情并调整训练方法							
			B	观察正确，调整训练方法欠缺							
			C	观察不全，或没有调整方法							
			D	顺其自然							
			E	完全错误或未答题							
4	固定时间训练婴儿坐盆，控制坐盆时间	5	A	固定时间训练，控制时间							
			B	固定时间训练，不控制时间							
			C	—							
			D	没有固定时间和控制时间的意识							
			E	完全错误或未答题							

续表

试题代码及名称		1.2.3 2个月至1岁婴儿二便习惯的培养			考核时间				5 min
评价要素		配分（分）	等级	评分细则	评定等级				得分（分）
					A	B	C	D	E
5	坐盆时应注意不让孩子边吃、边玩、边拉	5	A	坐盆时设法使孩子集中注意力排便					
			B	—					
			C	坐盆时允许玩玩具或吃东西					
			D	顺其自然					
			E	完全错误或未答题					
合计配分		25		合计得分					

考评员（签名）：

等级	A（优）	B（良）	C（及格）	D（较差）	E（差或未答题）
比值	1.0	0.8	0.6	0.2	0

"评价要素"得分＝配分×等级比值。

育婴员（三级）操作技能鉴定

试 题 单

试题代码：2.2.4。

试题名称：休克的急救处理。

考核时间：5 min。

1. 操作条件

（1）婴儿模型或娃娃。

（2）毯子。

2. 操作内容

（1）口述引起休克的几种情况。

（2）口述休克的主要症状。

（3）进行休克的处理。

3. 操作要求

（1）能够条理清晰地口述引起休克的几种情况和主要症状。

（2）能够进行休克的急救处理。

育婴员（三级）操作技能鉴定

评 分 表

考生姓名： 准考证号：

试题代码及名称		2.2.4休克的急救处理			考核时间		5 min			
评价要素		配分（分）	等级	评分细则	评定等级					得分（分）
					A	B	C	D	E	
1	口述引起休克的5种情况	6	A	全部讲出						
			B	讲出其中4种						
			C	讲出其中3种						
			D	讲出其中1～2种						
			E	完全错误或未答题						
2	口述休克的8种症状	6	A	全部讲出						
			B	讲出其中6～7种						
			C	讲出其中4～5种						
			D	讲出其中1～3种						
			E	完全错误或未答题						
3	操作程序共4个步骤	7	A	规范、完整						
			B	基本规范，稍有遗漏						
			C	—						
			D	基本完成						
			E	完全错误或未答题						
4	操作动作	6	A	熟练						
			B	—						
			C	不够熟练						
			D	—						
			E	完全错误或未答题						
合计配分		25		合计得分						

考评员（签名）：

等级	A（优）	B（良）	C（及格）	D（较差）	E（差或未答题）
比值	1.0	0.8	0.6	0.2	0

"评价要素"得分＝配分×等级比值。

育婴员（三级）操作技能鉴定

试 题 单

试题代码：3.2.5。

试题名称：设计观察表，记录幼儿可能发生的行为。

考核时间：5 min。

1. 操作条件

（1）不少于2盒的彩泥。

（2）情景卡片一，内容为"一个2岁的幼儿正专心地玩彩泥，玩了一会儿，他开始把不同颜色的彩泥混在一起"。

（3）情景卡片二，内容为"当幼儿把彩泥混在一起后就扔在一边走开了"。

（4）用于记录的白纸。

（5）书写笔。

2. 操作内容

（1）设计观察表，确定观察行为。

（2）讲述对幼儿行为的解释。

（3）示范回应的1~3种方法。

3. 操作要求

（1）表格设计科学合理，观察目的突出。

（2）能够对幼儿的行为进行解释。

（3）能够对幼儿的行为做出有效的回应。

（4）讲述简要清晰。

育婴员（三级）操作技能鉴定

评 分 表

考生姓名：　　　　　　　　准考证号：

试题代码及名称			3.2.5 设计观察表，记录幼儿可能发生的行为		考核时间				5 min	
评价要素		配分（分）	等级	评分细则	评定等级					得分（分）
					A	B	C	D	E	
1	表格设计科学合理，观察目的突出	8	A	设计表格要素齐全，观察目的明确						
			B	设计表格要素基本完整						
			C	表格设计能记录对幼儿行为的观察，但观察目的不突出						
			D	有设计，但针对性不强						
			E	完全错误或未答题						
2	讲述简要清晰	8	A	能讲清自己将会怎样做及其理由						
			B	讲述具体的做法，但理由不清晰						
			C	讲述了做法，但没有说出理由						
			D	说不出该怎么做						
			E	完全错误或未答题						
3	示范行为反映出对孩子行为的正确引导	9	A	示范动作鼓励孩子去探索两种颜色发生的变化						
			B	示范并与他继续一起玩						
			C	示范，不批评孩子，但帮他收拾橡皮泥并结束游戏						
			D	示范时没有考虑孩子						
			E	完全错误或未答题						
合计配分		25		合计得分						

考评员（签名）：

等级	A（优）	B（良）	C（及格）	D（较差）	E（差或未答题）
比值	1.0	0.8	0.6	0.2	0

"评价要素"得分＝配分×等级比值。